Sven Olaf Hoffmann

Psychodynamische Therapie von Angststörungen

Für Lester Luborsky, Philadelphia, und Helmut Thomä, Leipzig

Sven Olaf Hoffmann

Psychodynamische Therapie von Angststörungen

Einführung und Manual für die kurz- und mittelfristige Therapie

Schattauer Stuttgart New York

Professor Dr. med. Dipl.-Psych. Sven Olaf Hoffmann
Emerit. Direktor der Klinik und Poliklinik für Psychosomatische Medizin
und Psychotherapie an der Universität Mainz

Sierichstraße 175
22299 Hamburg

Bibliografische Information der Deutschen Nationalbibliothek
Die Deutsche Nationalbibliothek verzeichnet diese Publikation in der Deutschen Nationalbibliografie; detaillierte bibliografische Daten sind im Internet über http://dnb.d-nb.de abrufbar.

Besonderer Hinweis:
Die Medizin unterliegt einem fortwährenden Entwicklungsprozess, sodass alle Angaben, insbesondere zu diagnostischen und therapeutischen Verfahren, immer nur dem Wissensstand zum Zeitpunkt der Drucklegung des Buches entsprechen können. Hinsichtlich der angegebenen Empfehlungen zur Therapie wurde die größtmögliche Sorgfalt beachtet. Der Benutzer selbst bleibt verantwortlich für jede diagnostische oder therapeutische Applikation, Medikation und Dosierung.

E-Mail: info@schattauer.de
Internet: http://www.schattauer.de
Printed in Germany

Lektorat: Volker Drüke, Münster
Umschlagabbildung: Michelangelo Merisi gen. Caravaggio: Das Haupt der Medusa, 1598
Satz: Ursula Ewert GmbH, Bayreuth
Druck und Einband: Himmer AG, Augsburg

ISBN 978-3-7945-2622-2

Anmerkung des Autors zu dem Titelbild

Die Gorgonen waren in der griechischen Mythologie grässliche Ungeheuer, bei deren Anblick jedes Lebewesen zu Stein erstarrte. Medusa (Gorgo) war die einzig Sterbliche unter den drei Schwestern. Sie zu töten gelang erst dem Heros Perseus, einem Sohn des Zeus und der Danae. Er vermied ihren tödlichen „bösen Blick", indem er ihr Bild nur indirekt in seinem glänzenden Schild ansah. Aus ihrem Blute entsprang das Götterpferd Pegasos. Das Haupt der Gorgo überbrachte Perseus der Göttin der Weisheit und Wissenschaften, Athene, die es verkleinert als Abwehr an ihrem Panzer befestigte („Gorgoneion").

Caravaggio gelingt in seinem großartigen Bild eine asynchrone Affektdarstellung. Das Gesicht der Medusa spiegelt den Schrecken, den sie selbst empfindet, als sie im Augenblick ihres Todes die List des Perseus durchschaut. Der Affekt der Angst ist auf ihrem Gesicht erstarrt. Caravaggio malt die Gorgo als Opfer der von ihr so oft verursachten Panik. Diese originelle Auffassung des Caravaggio unterscheidet sein Bild von vielen anderen Darstellungen der Medusa, die sie meist als Verursacherin von Schrecken oder – wie schon in der Antike – den abgeschlagenen Kopf mit schmerzlichem Ausdruck abbilden. Caravaggios Gemälde war Gegenstand der Bewunderung seiner Zeitgenossen und wurde viel kopiert.

Hinweis

Die freundliche Leserin wird gebeten zu glauben, dass dieses Buch trotz seiner durchgehenden Verwendung des generischen Maskulinums (das für beide Geschlechter steht) nicht von einem Gedankenlosen geschrieben wurde. Der Autor liebt einfach die deutsche Sprache. Darum bittet er um Nachsicht, dass er den Textfluss nicht ständig durch „zweigeschlechtliche" Benennungen oder eine politisch, aber nicht orthografisch korrekte Schreibweise (PatientIn) stören möchte. Dass Psychotherapeutinnen und Patientinnen jeweils eine Mehrheit stellen, ist ihm vertraut und sei deswegen hier für den weniger informierten Leser ins Gedächtnis gerufen.

Vorwort

Bücher haben ihre Geschichten. Die hier dargestellten manualisierten Ansätze zur psychodynamischen Behandlung unterschiedlicher Typen von Angststörungen habe ich während der vergangenen Jahre in Form von Arbeitsseminaren an verschiedenen Orten vorgestellt. Das Interesse war fast immer ausgesprochen groß. Ich danke allen Teilnehmern dieser Veranstaltungen für ihre Fragen, für ihre Veränderungsvorschläge und nicht zuletzt für die oft ausgesprochene Anregung, diese Ansätze als kurzes Buch zu veröffentlichen. Das ist nun geschehen. Im Hintergrund steht natürlich der Wunsch, dazu beizutragen, dass Angstpatienten künftig gezielter, besser und nachhaltiger behandelt werden, als dies auf dem Feld der psychodynamischen Verfahren gegenwärtig der Fall ist.

Das Kapitel 3 in diesem Band bietet eine kurz gefasste Einführung in die Praxis der Psychodynamischen Therapie (PDT). Als ich mich mit deren symptomspezifischem Einsatz befasste, fiel mir auf, dass eine allgemeine Beschreibung der PDT in knapper Form nicht zur Verfügung steht. Diese ist nun den speziellen Manualen der Kapitel 4 bis 7, die allgemein der Behandlung von Angststörungen und speziell der von drei Unterformen (Soziale Ängste, Generalisierte Ängste, Panikstörungen/Agoraphobie) gelten, vorangestellt. Es geht mir allerdings nicht um die Einführung noch eines Manuals als vielmehr um den Transfer von Erkenntnissen aus manualgesteuerten Studien in die Praxis. Der Bezug auf Lester Luborsky und seine Supportiv-Expressive Therapie (SET, in Deutschland 1988 als „Analytische Psychotherapie" eingeführt) ist im vorliegenden Buch durchgängig. Ich halte Luborskys Systematisierung der Methode für vorzüglich und weit über den Einsatz von Kurztherapie in der Forschung hinaus für wichtig.

In gleicher Weise verpflichtet fühle ich mich deutschen und amerikanischen Forschergruppen, die im Text gewürdigt werden. Dank für ihren Einsatz auf dem Feld der Angststörungen gebührt hier besonders den Kollegen Falk Leichsenring, Eric Leibing und anderen aus der Göttinger Arbeitsgruppe. Verpflichtet fühle ich mich auch den Verdiensten meines Freundes Gerd Rudolf, dessen „Strukturbezogene Psychotherapie" meinem eigenen Ansatz sehr nahe steht, ohne dass ich mich auf das Strukturkonzept der Operationalisierten Psychodynamischen Diagnostik (OPD-2) in diesem Buch so eng bezöge, wie er es tut. Wir haben Jahre zusammen an der Entwicklung der OPD gearbeitet. Speziell hinsichtlich der PDT von Angststörungen ist in den USA die Situation angesichts der reichen Möglichkeiten des Landes unbefriedigend. Dort ist es eine kleine Arbeitsgruppe (verbunden mit Namen wie Kathryn Shear, Barbara Milrod, Fredric Busch u.a.), die sich durch Unermüdlichkeit auszeichnet und im vorliegenden Buch auch gewürdigt wird. Sie nimmt wiederum keinerlei Bezug auf die älteren Beiträge von Lester Luborsky zur fokussierten Therapie – so als ob diese gar nicht existierten. Eitelkeit lässt viele das Rad immer wieder von Neuem erfinden.

Ein letztes Anliegen sei vorweg gestanden. Wenn man Freud kritisch liest – d.h. seine Zeitgebundenheit und seine Irrtümer auch als solche wertet – überraschen Weitsicht und „Modernität" vor allem in den Therapieanweisungen. Da aber junge Kollegen und Kolleginnen in der Psychotherapie-Weiterbildung Freud kaum noch im Original lesen, habe ich die Hoffnung, den einen oder die andere durch einige Zitate von Referenzstellen doch auf eine weiterführende Lektüre neugierig zu machen. Die Belohnung der Leser läge dicht neben dem Aufwand.

Die Kolleginnen und Kollegen M. Enzenhofer, L. Heller, O. Kuhnigk, E. Maatz und C. Spitzer lasen frühere Fassungen oder Teile des Manuskripts und gaben mir kritische Rückmeldungen. H. Brünger und C. Sies haben den ganzen Text mit Sorgfalt formal und inhaltlich korrigiert. Diese uneigennützige Hilfe aller Genannten hat zu zahlreichen Verbesserungen geführt. Ich danke allen sehr herzlich für ihre Mühe.

Hamburg,
im Februar 2008

S. O. Hoffmann

Inhalt

Wie kann man dieses Buch benutzen?

Der Leser, der meist wohl eine Leserin sein wird (s. Hinweis vor dem Vorwort!), kann das Buch als Einführung verstehen, wenn er die Ausübung der Psychotherapie noch lernt, er kann es als Repetitorium sehen, wenn er erfahren ist, und er kann es auch als Anregung zum Umlernen nehmen, wenn er mit den von der Psychoanalyse abgeleiteten kurzen und mittelfristigen Therapieformen weniger vertraut ist.

Das vorliegende Buch ist keine eigentliche Einführung in die Supportiv-Expressive Therapie (SET), auch wenn es umfassend auf die Kunst der Kurztherapie zurückgreift, wie L. Luborsky sie entwickelt hat. Um knapp zu bleiben, wird das bei Luborsky in seiner Darstellung reiche fallbezogene Material fortgelassen, dafür werden jedoch zahlreiche verbale Interventionen wörtlich und in *Kursivschrift* angeboten. In Supervisionen zeigt sich regelmäßig, dass weniger Erfahrene unsicher sind, was man wann, wie und mit welchen Worten zum Patienten sagen kann. Diese Formulierungen sind natürlich meine Vorschläge, die jeder Therapeut für sich adaptieren muss.

Wiederholungen relevanter Punkte sind dem Verfasser bewusst. Er sagt Wichtiges lieber einmal mehr als einmal zu wenig. Wer beim ersten Lesen gleich stabil memorieren kann, wird deswegen um Nachsicht gebeten (und um diese Kunst aufrichtig beneidet).

Abkürzungen

AGP Agoraphobie
CBT Kognitiv-behaviorale Therapie
GA Generalisierte Angststörung
OPD Operationalisierte Psychodynamische Diagnostik
PD Panikstörung
PDT Psychodynamische Therapie
PDKT Psychodynamische Kurztherapie
PFPP Panic-Focused Psychodynamic Psychotherapy
QOR Quality of Object Relations
SET Supportiv-Expressive Therapie
SP Soziale Phobie/Ängste
VT Verhaltenstherapie
ZBKT Zentrales Beziehungskonfliktthema

1 Einführung

Gegen Ende der 90er Jahre entstand eine Arbeitsgruppe, die sich die Entwicklung von „Leitlinien für Diagnostik und Therapie von Angsterkrankungen“ (Dengler u. Selbmann 2000) zum ehrgeizigen Ziel gesetzt hatte. Um kurz zu sagen, was in seiner Kürze beschämend ist: Es gab damals eine Reihe von Berichten über Ängste als Gegenstand der analytischen Psychotherapie, aber es gab so gut wie keine kontrollierten Studien über den Erfolg solcher Behandlungen. Diese Situation hat sich zwischenzeitlich gebessert, wenngleich sie weiterhin unzureichend ist. Denn die Dynamische Psychotherapie und die Psychoanalyse waren in Deutschland die häufigsten bei Angststörungen eingesetzten Therapieverfahren (Margraf u. Poldrack 2000) und sind es vermutlich noch immer.

Ist nun tatsächlich wirkungslos, was in seiner Wirksamkeit schlecht belegt ist? Bedeutet „nicht geprüft“ auch zugleich „nicht wirksam“? Ich komme darauf zurück. Meine persönliche Konsequenz war eine ständige Mahnung – die nun ihrerseits viele Kolleginnen und Kollegen aus dem psychoanalytischen Umfeld verstimmte –, für die Kontrolle des Behandlungserfolgs Sorge zu tragen und das Interesse auch kürzeren Verfahren zuzuwenden. Diese Anliegen trug ich 1999 anlässlich der 50-Jahres-Feier der DPV vor, wozu mich freundlicherweise ihr damaliger Präsident eingeladen hatte. Meine Akzeptanz in diesem Kreis wurde dadurch nicht gerade gefördert, und der Vortrag verschaffte mir sogar Zweifel an meiner fachlichen Kompetenz („Der schlechte Handwerker schimpft auf sein Werkzeug“, Landis 2002). Bedenken gegenüber der Effizienz (d.h. die Behandlungsökonomie) der Psychoanalyse sind so auf bewährte Weise erklärbar. Für den wissenschaftlichen Status der Psychoanalyse bleibt diese Haltung hingegen bedauerlich.

An der Mainzer Universitätsklinik für Psychosomatische Medizin und Psychotherapie, die ich von 1982 bis 2004 leitete, war durch eine Initiative des Klinikvorstands frühzeitig die Entwicklung von „Behandlungspfaden“ in die Wege geleitet worden. Heute weiß jeder, was das ist, damals klang es ziemlich neu. Die Entwicklung von Therapiepfaden für die unterschiedlichen Angststörungen hatte ich selbst übernommen. Vor Aufnahme dieser Arbeit versuchte ich, teils mit schriftlichen Anfragen, teils mündlich, entsprechendes Material von anderen Kliniken zu erhalten. Wenn es denn solches gab, wurde es verborgen wie ein Schatz. Bisweilen wurde bezüglich der Anfrage auf niedergelassene psychoanalytische Supervisoren verwiesen. Diese Qualitätskontrolle stationärer Psychotherapie ist aber nicht ohne Probleme. Zum einen haben wenige Psychoanalytiker konkrete Erfahrung mit limitierten Behandlungsansätzen (in der stationären Therapie ist gerade das der Alltag), und zum anderen dürfte kaum einer darunter sein, der mit dem gegenwärtigen Stand publizierter Ergebnisse der Psychotherapieforschung vertraut wäre. Freud ist vermutlich immer noch der kleinste gemeinsame Nenner in der Supervision; das wäre in gleicher Weise rückständig, wo es um seine Beschränkungen geht, wie fortschrittlich, wo er sich beispielsweise über „Wege der psychoanalytischen Therapie" (1919) äußert. Nach 25 Jahren Psychoanalyse hatte Freud nämlich eindeutig klar gemacht, dass „die verschiedenen Krankheitsformen (...) nicht durch die nämliche Technik erledigt werden können" (1919, S. 191). Er sah in der Sache einen Bedarf für spezifische Therapieformen. Für die Behandlung der Phobien und Zwangsstörungen hatte er weit über seine Zeit hinausgehende Vorschläge gemacht, die allerdings bis in die jüngste Zeit in der Praxis kaum Berücksichtigung fanden.

1.1 Psychodynamische Therapie (Dynamische Psychotherapie)

Die Bezeichnung „Dynamische Psychotherapie" stammt historisch aus den USA, wo sie im Umfeld der Schule von H.S. Sullivan aufgekommen war. Praktisch wird im internationalen Schrifttum damit eine große Anzahl von Psychotherapieformen bezeichnet, deren gemeinsames Merkmal ein wie auch immer gearteter Bezug auf die Psychoanalyse als Referenzsystem ist. Im englischen Schrifttum sind

Begriffe wie „psychodynamic psychotherapy“, „dynamic psychotherapy“ (wohl am gebräuchlichsten) und „dynamically oriented psychotherapy“ verbreitet. In Deutschland ist der für die Kassenversorgung geprägte Begriff der „Tiefenpsychologisch fundierten Psychotherapie“ am bekanntesten geworden, daneben noch die Bezeichnung „Dynamische Psychotherapie“ (Dührssen). Sieht man Psychodynamische Therapie als **Oberbegriff**, wie von mir vorgeschlagen wurde, dann müssten hier auch die Kurztherapie (Bellak), die Fokaltherapie (Malan) oder die niederfrequente Langzeittherapie (Hoffmann) einbezogen werden.

Ein Vorschlag zur **Definition** lautet:

> „Die Psychodynamische Therapie bzw. die Psychodynamischen Verfahren stellen Ableitungen von oder Modifikationen der Psychoanalytischen Therapie dar. Die Konzepte des dynamischen Unbewussten, der Abwehr, der Übertragung und der Gegenübertragung sind auch bei ihnen begründend, kommen aber in der Therapie in unterschiedlicher Weise zum Tragen. Die unterscheidbaren Therapietechniken sind stärker symptomorientiert, intendieren einen Gewinn an Zeit oder an Sitzungsaufwand, enthalten übende und supportive Elemente und fördern regressive Prozesse nur ausnahmsweise. Eine Psychodynamische Therapie gelangt auch in jenen Fällen zur Anwendung, in denen eine längerfristige therapeutische Beziehung erforderlich ist." (Hoffmann 2000, S. 54)

Mit der letzten Feststellung ist gemeint, dass auch niederfrequente mehrjährige Therapien einen Teil der Psychodynamischen Therapie (PDT) ausmachen.

Es ist zu Recht gefordert worden, die PDT nicht als eine Mindertherapie zu begreifen (Seidler 2004) – gewissermaßen eine Minusvariante der Psychoanalyse –, vielmehr als eine Form der Psychotherapie *sui generis* mit spezifischen Vor- und Nachteilen gegenüber dem Verfahren, aus dem sie sich ableitet. Der Abwertung beispielsweise der Fokaltherapie als eines Diminutivs der Psychoanalyse kann man leicht dadurch entgehen, indem man Psychotherapieformen nicht bezüglich ihrer Herkunft, sondern danach beurteilt, ob sie nosologisch adäquat, dem Stand der Kenntnis von Ätiologie und Pathogenese angemessen und hinsichtlich ihrer Wirksamkeit geprüft sind (ebd.). Dass insbesondere die mittelfristige PDT (30 bis 120 Sitzungen) bei einer Reihe von Indikationen Vorteile gegenüber der Psychoanalyse hat, hängt direkt mit der Strukturierung der Sitzungen und der Möglichkeit des Patienten zusammen, sich durchgehend in der Therapie orientieren und – durch den Wegfall stärkerer Regression – besser kontrollieren zu können.

In der Forschung sind es die psychodynamischen Kurztherapien, die die Masse der Studien ausmachen, soweit es sich um von der Psychoanalyse abgeleitete oder modifizierte Verfahren handelt. Das hat mit dem Kostenaufwand, vor allem aber mit der Praktikabilität der Durchführung von Forschung zu tun. Daneben geht es natürlich auch um die Vergleichbarkeit mit anderen Therapieformen. Dieser Vergleich stellt in der Wissenschaft ein unverzichtbares Postulat dar. Dabei ist es gut, sich daran zu erinnern, dass nur eine qualitativ schlechte Therapie den Vergleich fürchten muss. Die Effektivität der PDT ist in Metaanalysen gut belegt und hochrangig publiziert (z.B. Anderson u. Lambert 1995; Leichsenring 2002; Leichsenring et al. 2004). Speziell zum „Supportive-Expressive Treatment“ (SET) haben dieselben Forscher in jüngster Zeit noch einmal 92 Studien in eine Metaanalyse einbezogen (Leichsenring u. Leibing 2007); das Ergebnis verdeutlicht eine gut untersuchte und leistungsfähige Form der dynamischen Kurzpsychotherapie.

1.2 Manualisierte Therapieformen in der Forschung

Therapiemanuale stammen aus der Forschung. Da rasch deutlich wurde, dass „psychotherapy as usual“ (Psychotherapie wie üblich) alles und nichts über die tatsächlich angewandte Methode aussagt, geht man in der Psychotherapieforschung seit etwa 25 Jahren zunehmend von **Manualen** aus, in denen das praktische Vorgehen des Therapeuten konkret beschrieben ist und mit beispielhaften Interventionen belegt wird. So genannte Ankerbeispiele haben sich in der manualisierten Diagnostik (s. etwa die Operationalisierte Psychodynamische Diagnostik, OPD-2) und in den Therapiemanualen ausgesprochen bewährt. Während es schwierig ist, eine Vorstellung davon zu gewinnen, was *konkret* in einer Behandlung geschieht, die „Psychoanalyse" oder „Verhaltenstherapie" heißt, ist es im Gegensatz dazu bei der manualisierten Therapie sehr wohl möglich zu prüfen, ob der Behandler auch das tut, was er zu tun beansprucht bzw. auf der Basis des Manuals tun soll. Schon seit Jahrzehnten wurden dazu die Behandlungen mit Tonbandaufnahmen protokolliert und oft zusätzlich schriftlich niedergelegt. Heute ist die Videodokumentation das Mittel der Wahl. Jedem, der nicht mit diesen Methoden vertraut ist, sei versichert, dass der Widerstand gegen solche Überprüfung auf der Seite der Therapeuten bei weitem größer ist als auf der Seite der Patienten. In der Praxis nehmen Patient und Therapeut nach kurzer Zeit die mitlaufende Dokumentation nicht mehr wahr. Für den Patienten ist allerdings wichtig zu wissen, wie mit den Aufzeichnungen nach Ende seiner Therapie verfahren wird. Diese Festlegungen sollten heute in verbindlicher schriftlicher Form geschehen.

Eines der ersten Ergebnisse bezüglich der Dokumentation des therapeutischen Vorgehens war, dass jene Behandler insgesamt bessere Ergebnisse aufwiesen, die sich an Manualen orientierten (z.B. Anderson u. Lambert 1995) sowie innerhalb dieser Gruppe diejenigen, die sich enger an die Behandlungsrichtlinie des Manuals gehalten hatten (so genannte „adherence", meist mit „Manualtreue" übersetzt). Luborsky et al. haben im Jahre 1982 Skalen publiziert, mit denen unabhängige Beurteiler ohne Vorinformation („blind") den Therapietyp und die Manualtreue des Therapeuten einstufen können. 1985 belegten die Autoren, dass Manualtreue einer der Wirkfaktoren ist, der sich in jeder Therapieform positiv auf die Effekte auswirkt (Luborsky et al. 1985). In der deutschen Fassung seines Manuals für das „Supportive-Expressive Treatment" hat Luborsky (1988) die Prinzipien einer für die Forschung verwendbaren Manualisierung dargestellt. Drei Bedingungen sind für ihn die Basisanforderungen an ein Manual:

- Die **Behandlungsanleitungen** sollten so vollständig ausgearbeitet sein, wie es die Therapieart zulässt und die wesentlichen **Behandlungstechniken** enthalten, die die Therapie bestimmen.

- Das Manual sollte die **Behandlungsprinzipien** verdeutlichen und dem Therapeuten Handlungsanweisungen geben. Das wird am besten erreicht, indem jede Behandlungstechnik so konkret wie möglich dargestellt und durch Fallbeispiele veranschaulicht wird.
- Dem Manual sollten **Beurteilungsskalen** angegliedert werden, die eine Abschätzung ermöglichen, in welchem Ausmaß der Therapeut die wesentlichen Behandlungstechniken tatsächlich verwendet.

1.3 Transfer von Manualen in die Praxis

Hier wird bereits deutlich, dass forschungstaugliche Manuale ziemlich anspruchsvolle Instrumente sind, deren Einsatz von Praktikern der Psychotherapie insgesamt gescheut wird. Niemand lernt gern um, zumal wenn er davon überzeugt ist, als Erfahrener bereits über Therapiekompetenz zu verfügen. Vonseiten der Psychoanalytiker waren und sind die Einwände grundsätzlicher. Die große Mehrheit hielt psychoanalytische Prinzipien für kaum oder gar nicht manualisierbar. Man sollte dabei allerdings nicht vergessen, dass die zahlreichen Lehrbücher der Psychoanalyse im Kern bereits das gleiche Ziel haben wie die Manuale: Sie versuchen auch Behandlungsanleitungen zu geben, Therapietechniken zu vermitteln. Einen Übergang zu den Manualen stellen für das Beispiel der Psychoanalyse bereits die zwei Bände des „Lehrbuchs der psychoanalytischen Therapie" von Thomä und Kächele dar, die sehr viel konkreter als andere das eigene therapeutische Tun sichtbar werden lassen. Dies gilt natürlich besonders für den Praxisband, in dem „Nichtforscher" erstmals Einsicht in Ausschnitte von wörtlichen Stundenprotokollen erhielten, was eine neue Qualität gegenüber den natürlich hochselektiven „Fallvignetten" darstellte (Thomä u. Kächele 1985, 1988). Das Verdienst, Tonband- und später Videoprotokoll in Deutschland zum vorrangigen Instrument von psychoanalytischer Forschung und Praxis gemacht zu haben, gebührt konkurrenzlos den genannten Ulmer Kollegen. Es gab damals heftige Widerstände unter Berufung auf Freuds Verdikt „Die analytische Situation verträgt keinen Dritten“ (1926b, S. 211).

Die vorrangigen Bedenken von Psychoanalytikern gegenüber Therapiemanualen gelten wohl der fehlenden Individualisierung der Therapie. Das ist eine zutreffende und zugleich eine nichtzutreffende Sorge. Jede Form der Strukturierung der Behandlung reduziert immer die möglichen Freiheitsgrade in der Therapie. Auf der einen Seite sind Psychodynamische Kurztherapien durchgängig hochstrukturiert, müssen es sein, wenn die Behandlung nicht fehlschlagen soll. Auf der anderen Seite sind in den Manualen natürlich auch Freiheitsgrade enthalten, die in Teilen echte Individualisierung erlauben und erlauben müssen. Eine Schematisierung, die sich auch auf die persönlichen Inhalte des Patienten bezöge, wäre sicherlich immer unerwünscht. Strukturiert ist die **Form der Behandlung** (z. B. konkrete Empfehlungen an den Therapeuten, welche Interventionen erfolgen und welche besser entfallen sollten, oder auch zur Ausführung der Zeitstruktur der Behandlung). Die stärkste Form der Direktive, inhaltliche Anweisungen oder Ratschläge, entfällt in gleicher Weise wie bei allen von der Psychoanalyse abgeleiteten Verfahren. Das gilt auch noch für die stützenden Therapien. Stattdessen wird durch die therapeutische Aktivität dem Patienten geholfen, seine sehr persönliche Lösung zu finden. Dies geschieht nun allerdings deutlich aktiver als in der Psychoanalyse. Es gibt allerdings auch so etwas wie eine Idealisierung der Individualität. In der klassischen Form der Psychoanalyse ist durchaus nicht ausnahmslos die jeweils einmalige Persönlichkeit das Zentrum der Behandlung, sondern es werden auch inhaltliche und formale Ideologie sowie zahlreiche Klischees (weiter) mitgeschleppt. Manches hat sich geändert, vieles jedoch nicht.

Darüber hinaus gibt es zur Frage „Schema oder Individualität?“ sehr desillusionierende Studienergebnisse aus der organischen Medizin. Die großen Durchbrüche in der Behandlung schwerer Krankheiten erfolgten in den letzten 15 Jahren fast ausschließlich durch erstaunlich rigide Schematherapien. Erst als alle Behandler durch Leitlinien zum „Stand der Kunst“ verpflichtet wurden, stiegen auch die Chancen aller Patienten auf sachgerechte Behandlung. Es kann viel diskutiert werden – aber wenn jemand eine Leukämie hat, dann ist ihm sehr zu raten, zur Behandlung in ein Zentrum zu gehen, in dem sein Krankheitstyp strikt nach aktuellen wissenschaftlichen Standards behandelt wird. Sein Überleben könnte davon abhängen. Für die Verhaltenstherapie hatte Schulte (Schulte et al. 1992; Schulte 1995) schon vor mehr als 15 Jahren empirisch belegt, dass eine „Schemabehandlung" von phobischen Angststörungen hinsichtlich der Ergebnisse erfolgreicher ist als eine stärker individualisierte Therapie – zumindest, was die Rückbildung der Ängste angeht. Und die könnte für Phobiker durchaus im Vordergrund ihres Interesses stehen. Auch ich suchte damals gezielt nach dem „Pferdefuß" bei diesen Ergebnissen. Letztlich vermittelten mir meine eigenen Erfahrungen mit Angstpatienten aber, dass diese ihre größte Kreativität in die Vermeidung der angstmachenden Situation einbringen. Oft vernahm ich dann, dass mein Vorschlag vielleicht für andere gut sei, sie selbst aber bei Unterlassung der Vermeidung oder direkter Exposition sofort „der Schlag träfe". Eine gewisse „Strenge" des Behandlers – wie Freud sich ausgedrückt hätte – scheint deshalb fraglos von Vorteil. Das war es ja auch gewesen, was Freud (1919) zur „neuen Aktivität" und zum Verlassen des reinen Zuhörens und Deutens veranlasst hatte.

Es gibt weitere, sachlich gut begründbare Bedenken gegen die unmittelbare Umsetzung von Studienmanualen in der Praxis. Eines gilt der hohen Selektion der Patienten-Stichproben für Forschungsanliegen. Es ist zu Recht darauf hingewiesen worden, dass diese kaum der Zusammensetzung der Klientel in den psychotherapeutischen Praxen entsprächen. Das trifft sicher zu, ist aber kein grundsätzliches Argument gegen das Anliegen, in der Praxis „mehr geprüfte Psychotherapie" eingesetzt sehen zu wollen.

2 Klinik der Angststörungen und ihre psychotherapeutische Behandlung

2.1 Aktuelle Klassifikation

Die Psychobiologie der Ängste ist heute allgegenwärtig. Dabei ist die Feststellung, dass allen psychischen Phänomenen biologische Prozesse unterliegen, ebenso zutreffend wie banal. Ohne organische Träger gäbe es kein seelisches Leben. Im Rahmen der Biologisierung der Psychiatrie hat der „Psychobiologismus" beispielsweise bei den Depressionen zu einer erschreckenden Simplifizierung der Konzepte geführt – für viele Psychiater sind Depressionen heute im Wesentlichen „Stoffwechselstörungen des Gehirns". So sagt man es auch den Patienten, die es dann natürlich aufgeben, nach Gründen für ihre depressiven Verstimmungen in ihrem Erleben, Verhalten und Verarbeiten zu suchen. Für die Angststörungen zeichnet sich eine ähnliche Entwicklung ab, erfreulicherweise ist sie noch nicht so weit fortgeschritten. Wenn in der Folge wenig von Biologie, dafür aber umso mehr von intrapsychischen Prozessen, Reaktionen und Verarbeitungen die Rede ist, ist dies dezidiert als Korrektur gemeint. Die weniger mit der Materie vertrauten Leser und Leserinnen seien daran erinnert, dass Psychotherapie bei Ängsten aller Wahrscheinlichkeit nach gleich gut wirkt wie Medikamente – und in der Stabilität ihrer Wirkung ist sie ohnehin überlegen.

Seit Freud „Angstneurosen" (1895; heute: „Panikstörung" und z. T. „Generalisierte Angststörung") und „Angsthysterien" (heute: „Phobien") unterschied, hat sich in der Klassifikation ein großer Umbruch vollzogen. Dieser nahm seinen Beginn an verschiedenen Orten und setzte sich mit dem Erscheinen der 3. Auflage des „Diagnostic and Statistical Manual" der American Psychiatric Association (DSM-III, 1980) rasch durch. Das Verdienst von Isaac Marks, Maudsley-Hospital in London, der mit seinen jahrelangen Vorarbeiten (zusammengefasst bei Marks 1987) entscheidende Beiträge zu dieser Neuordnung lieferte, ist besonders zu erwähnen. Während sich bei den Phobien bis in die 60er Jahre zwischen 15 und 25 unterschiedliche Diagnosen fanden, die von der Arachnophobie über die Klaustrophobie und Kynophobie bis zur Agoraphobie reichten, befragte Marks eine große Anzahl von Patienten sorgfältig und formalisiert nach der genauen Art ihrer Ängste. Die Daten verrechnete er mit dem statistischen Verfahren der Faktorenanalyse und kam dann zu dem erstaunlichen Ergebnis, dass es eigentlich nur drei große Gruppen (Cluster) gibt, die es wirklich zu unterscheiden lohnt:

- Als größte Gruppe stellte sich die (neu definierte) Agoraphobie heraus, sie macht mit all ihren Unterformen den Großteil der gerichteten Ängste aus.
- Fast überraschend zeigte sich als eine zweite Gruppe die der Sozialen Ängste, die sich als epidemiologisch ebenso häufig wie von den Patienten lieber verschwiegen darstellten.
- Schließlich bildeten die Spezifischen Phobien, die sich auf manchmal sehr individuelle Angsterreger richten, die kleinste Gruppe.

Interessanterweise war zur gleichen Zeit die Abgrenzung der Agoraphobie von den anderen phobischen Störungen auch von J. Bowlby (s. Bowlby 1973) aus eher psychodynamischen Überlegungen (Bowlby sprach sogar von einer „Pseudophobie“) gefordert worden, ohne dass dies viel rezipiert wurde (Hoffmann 1986). Das Diagnose-Glossar der WHO, die 10. Auflage der „International Classification of Diseases“ (ICD-10), Kapitel F, folgte in großen Zügen der Revision des DSM-III (DSM-III-R, seit 1994 DSM-IV). Eine Zusammenfassung des aktuellen Standes von Klinik und Klassifikation der Angststörungen findet sich im Lehrbuch von Hoffmann und Hochapfel (Eckhardt-Henn et al. 2004; vgl. auch Tab. 2-1).

Die Aufteilung der ungerichteten Ängste in Panikstörung (gehäufte Angstanfälle, dazwischen im Prinzip Angstfreiheit) und Generalisierte Angststörung (durchgehender Zustand von Beunruhigung und Sorge) ist sicher gewöhnungsbedürftig, weil sich beide Störungsbilder oft überschneiden. Insofern war die klassische Beschreibung von Freud (1895) als Angstneurose eindeutig kliniknäher und für die Praxis befriedigender. Für die Forschung hingegen

Tab. 2-1: Versuch einer Neueinteilung von Angststörungen (diese Übersicht weicht von der teilweise unbefriedigenden Klassifikation der ICD-10 leicht ab)

Ungerichtete Ängste
• Panikstörung
– Untertyp Herzangststörung
• Generalisierte Angststörung
Gerichtete Ängste
• Phobien
– Agoraphobie
– Soziale Ängste
– Spezifische Ängste
• Hypochondrien
• Umweltängste

scheint die Unterscheidung von Vorteil. Die Hypochondrien mit ihren körperbezogenen Ängsten werden in der ICD-10 schlecht begründet den Somatoformen Störungen zugeordnet, was konzeptuell mehr als unbefriedigend ist. Die häufigen Umweltängste fehlen vollends. Mein Vorschlag geht dahin, sich dieser Mängel und der Vorläufigkeit der aktuellen Klassifikation bewusst zu sein, sich ihrer aber dennoch zu bedienen. Ihre Vorzüge sind größer als ihre Nachteile.

2.2 Psychodynamische Konzeptionen der Entstehung von Ängsten

Ängste sind ein hochwertiges evolutionäres Erbe des Menschen. Sie halfen unseren Vorfahren in der Form von Realängsten erfolgreich durch ihre, verglichen mit der unseren, objektiv viel gefährlichere Umwelt zu kommen. Die Furchtlosen gerieten unter das Mammut oder wurden vom Säbelzahntiger erbeutet – und starben aus. Das Überleben unserer Art gründete sich auf der sinnvollen Bereitschaft für „Signalängste" und der adäquaten Reaktion auf diese. Das hat zwei praktische Folgen:

- Wir reagieren auch heute, wie in früheren Phasen der Evolution sinnvoll, mit Angst weiterhin mehr auf den sichtbaren Blitz und den hörbaren Donner, während die zeitgenössischen Bedrohungen zum Teil unsichtbar sind (terroristische Attacken, Radioaktivität, Toxine u.a.).
- Auf uns ist eine Bereitschaft zur Entwicklung pathologischer Angstformen übergegangen (die im vorangehenden Abschnitt kurz benannt wurden).

Ängste haben auch ein starkes konstitutionelles Moment. Es besteht keine Frage, dass es Persönlichkeiten gibt, bei denen Ängste leichter ausgelöst werden, und andere, bei denen sie schwerer ausgelöst werden. Ängste haben eine enge Beziehung zur erlebten Biografie, zum Ausmaß erlebter Traumatisierungen, zu den möglichen Identifizierungen. Die Identifizierung mit einer sicherheitsvermittelnden Bindungsperson stellt eine der wirksamsten Bedingungen für die eigene Angstkontrolle dar. Körperliche Hilflosigkeit, depressive Verstimmungen sowie junges und hohes Alter begünstigen die Entstehung von Ängsten (vgl. Abb. 2-1).

Freud ist mit seiner Annahme, die „Angst (sei) das Grundphänomen und Hauptproblem der Neurose" (1926a, S. 175) weiterhin auf dem aktuellen Stand des Verstehens. Dabei besteht eine gewisse Schwierigkeit durch die Tatsache, dass gesunde und pathologische Ängste weder vom Affekt noch von den körperlichen Reaktionen her zu differenzieren sind. Nur die Kenntnis der realen sowie psychischen und sozialen Umstände erlaubt die Unterscheidung.

Gesunde Ängste sind

- realitätsbezogen, was den Auslöser angeht;
- im Ausmaß angemessen;
- sistierend, wenn der angstmachende Anlass entfällt.

Pathologische Ängste

- basieren auf Fehlattributionen hinsichtlich der Auslöser (Verkennungen, Fantasie);

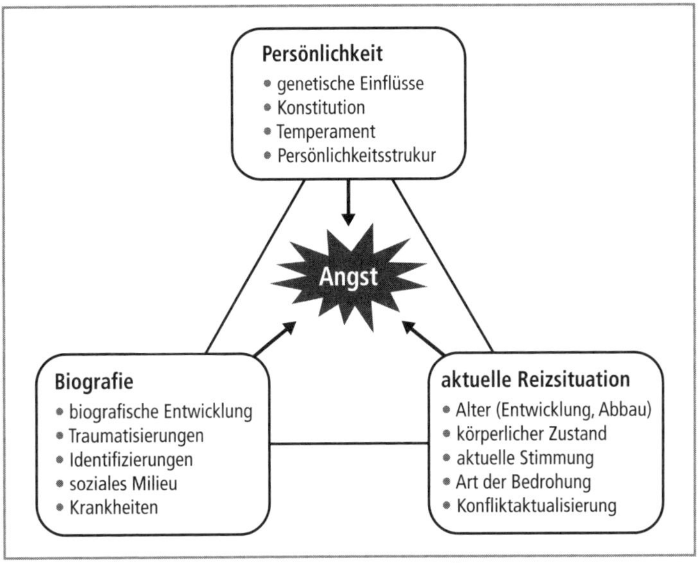

Abb. 2-1: Modell der Komplexität der Entstehung von Ängsten

- stellen mit Bezug auf die Verhältnismäßigkeit Überreaktionen dar;
- dauern an, auch wenn der Angstauslöser entfallen ist;
- haben eine Tendenz zur Ausweitung und Organisation in den Rahmen beschreibbarer Störungsbilder hinein.

Zentral in Freuds Modell der Angstentwicklung steht das Gefühl einer realen (= gesunden) oder vermeintlichen (= neurotischen) Bedrohung. Die „neurotischen Symptome werden geschaffen, um das Ich der Gefahrsituation zu entziehen" (Freud 1926a, S. 175). Bei den Phobikern zum Beispiel geschähe dies mittels der Vermeidung, bei den Hypochondern mittels Antizipation der Krankheit, bei den Zwangsgestörten mittels Ritual. Diese Sichtweise erlaubt einen produktiven Umgang mit einem Großteil der Angsterscheinungen und deren intrapsychischer Dynamik.

Genau genommen sind es **drei unterschiedliche Angstmodelle**, die im Rahmen der Psychoanalyse entstanden, davon wurden noch zwei von Freud selbst ausgearbeitet. Sie sind nicht nur weiterhin gut in der Praxis einsetzbar, sondern im Rahmen neuerer Kenntnisse auch, zumindest in wesentlichen Teilen, durchaus aktuell. Diese Modelle ergänzen sich gegenseitig mehr, als dass sie einander ausschließen und können an dieser Stelle nur sehr verdichtet dargestellt werden. Im Kern geht es darum, dass jedes dieser Modelle den Schwerpunkt auf einem anderen Aspekt der Angstentstehung hat, aber keines das andere überflüssig macht. Das erste Modell stellt die Wirkung starker Affekte bei der Angstauslösung ins Zentrum, das zweite hebt auf die bedingende Schwäche der Hintergrundstruktur (Persönlichkeitsstruktur) für die Angstentstehung ab, und das dritte Modell fokussiert auf den angstauslösenden Aspekt von bedrohter Bindung und Trennung.

Konfliktbedingte Genese pathologischer Ängste (1. Signalangsttheorie, nach Freud)

Signal (Freud: „Versuchung oder Versagung“) bestimmt die auslösende Situation → innerer oder äußerer Konflikt → subjektive Überforderung → Regression → Wiederbelebung infantiler (Trieb-)Konflikte → Abwehranstrengung → Misslingen der Abwehr → Erlebnis „Gefahr“ → Angst (eher Panik)

Strukturbedingte Genese pathologischer Ängste (2. Signalangsttheorie, nach Freud)

defiziente Entwicklung von Ich und Selbst → Wahrnehmung der Insuffizienzen der Persönlichkeitsstruktur („Erlebnis der Brüchigkeit des Ichs“) = Signal → unzureichende Möglichkeiten der Abwehr/Kompensation → Erlebnis „Gefahr“ → Angst (eher diffus)

Ethologisch bedingte Genese pathologischer Ängste (3. Signalangsttheorie, nach Bowlby)

evolutionär konstituiertes Bindungsbedürfnis → Gefährdung/mangelnde Ausbildung der primären Bindungssicherheit in der Biografie → Bedrohungserlebnis: „Beziehungsverlust", „Verlassensein" = Signal → Auslösung des autochthonen Affektes „Angst" → Angst

Neben diesen klassischen Modellen ist besonders für die Panikattacke von der amerikanischen Arbeitsgruppe um K. Shear (Shear et al. 1993) ein mit neurobiologischen Daten in Übereinstimmung stehendes Modell entwickelt worden. Die entscheidenden angstauslösenden Signale sind hierbei negative Affekte (Ärger, Wut, Neid, Eifersucht u.a.), die einen Anschluss an das freudsche Konfliktmodell in heutiger Theoriesprache darstellen. Gerade diese zentrale Rolle von negativen Affekten für die Psychodynamik gestattet in der Therapie eine sehr produktive Arbeit entlang der Linien dieses Modells (s. Abb. 2-2 sowie die Abschnitte 7.2 und 7.3, S. 98 und 100).

H. Thomä hat mit direktem Bezug auf das psychoanalytische Modell die Pathodynamik der Angstentstehung noch einmal anders formuliert:

> „Aufgrund unbewusst gesteuerter Zuschreibungen werden harmlose äußere oder körperliche Reize als lebensbedrohlich deshalb erlebt, weil der Teufelskreis neurotischer Ängste durch eine große Unbekannte gesteuert wird. Es handelt sich kurz und bündig um die Angst vor sich selbst. Die unbekannten Selbstanteile, denen man nicht entkommen kann und denen man also überall in vielen Gestalten begegnet, zu akzeptieren und sich mit ihnen zu versöhnen, ist nicht leicht." (Thomä 2002, S. 97)

Diese unbekannten Selbstanteile können unbewusste Wünsche beinhalten (woran Freud eher im ersten Angstmodell dachte), unbewusste negative Affekte einschließen (was im Modell von Shear et al. stärker im Vordergrund steht) oder unbewusst bedrohliche strukturelle Schwäche zum Inhalt haben (wie es in Freuds zweitem Angstmodell im Vordergrund steht). Auch der drohende Verlust der Si-

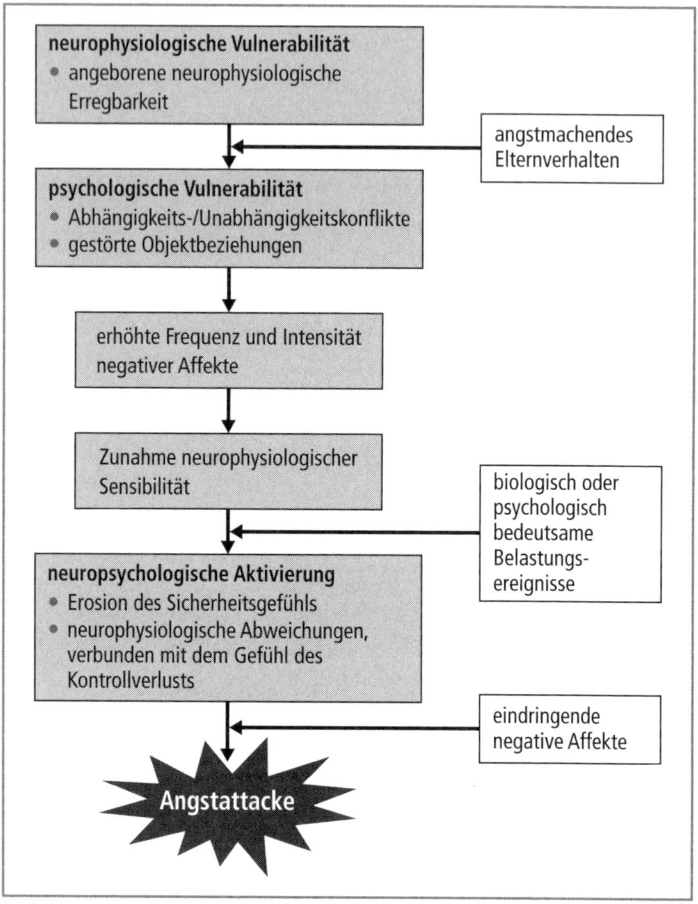

Abb. 2-2: Modell der Panikattacke (mod. nach Shear et al. 1993)

cherheitsposition (Trennungsangst) lässt sich in dieses Konzept einbeziehen.

Es ist – meiner Auffassung nach – vor allem der Blick auf die Struktur von Ich und Selbst, den die psychodynamische Sichtweise als produktive Ergänzung zum Verständnis der Bedingungen unterschied-

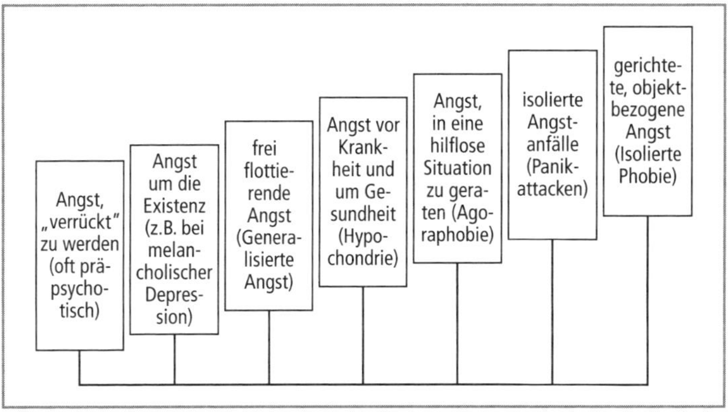

Abb. 2-3: Auf die Ich-Struktur bezogenes Modell der Organisiertheit von Ängsten (die unterstellte Qualität der Ich-Struktur steigt nach rechts an) (mod. nach Eckhardt-Henn et al. 2004)

licher Angstphänomene beitragen kann. Sie geht aus vom zweiten oben genannten Modell, welches sich auf die Strukturschwäche als bedingende Variable der Angstentstehung bezieht. Tatsächlich stellt die **Qualität der Ich-Struktur** eine Art **Moderatorvariable** dar, welche die Art bzw. Ausprägung des jeweiligen Angsttyps mitbestimmt. „Angst ist nicht gleich Angst." Das ist eine Aussage, die etwa die Verhaltenstheorie in dieser Form nicht treffen könnte, weil sie die Erscheinung der Angst nur insoweit interessiert, als sie der Verhaltensmodifikation zugänglich ist bzw. sich ihr widersetzt. Der psychodynamische Ansatz mit seinen auf Ursachen bezogenen Hintergrundkonzepten hingegen kann hier eine alternative Sicht erschließen (s. das Modell in Abb. 2-3).

2.3 Psychotherapeutische Behandlung

Angststörungen sprechen in der Regel gut auf Psychotherapie an, nach den besten Studien gleich gut wie Psychopharmaka oder sogar besser. Mit Sicherheit ist die Kombination von Psychotherapie und

Pharmakotherapie der ausschließlichen Applikation von Anxiolytika oder Antidepressiva hinsichtlich des Anhaltens der Wirksamkeit überlegen (Wiborg u. Dahl 1996). Die bei weitem umfangreichste Forschungsarbeit erfolgte beim Einsatz von Verhaltenstherapie bzw. heute **Kognitiv-behavioraler Therapie** (CBT), die sich damit für die Angststörungen den Ruf einer „Psychotherapie der 1. Wahl" erwarb. Im Verlauf des historischen Entwicklungsprozesses der Verhaltenstherapie scheinen mir zwei Wendepunkte von Bedeutung:

- Die „kognitive Wende" gegen Ende der 70er und in den 80er Jahren des vergangenen Jahrhunderts ermöglichte der nun zur CBT mutierten Therapieform die Übernahme kognitiver und emotionaler Aspekte und auch die zunehmende Betonung des Therapiebündnisses (Therapeutische Allianz).
- Dann erfolgte eine Reduzierung vieler zuvor bei Angststörungen eingesetzter Therapietechniken (das bekannteste „Opfer" wurde hier die Desensibilisierung), weil sich die Überlegenheit der Angstkonfrontations-Techniken (Symptomexposition) sowohl hinsichtlich des raschen Wirkungseintritts als auch hinsichtlich der Stabilität des Behandlungserfolgs erwiesen hatte.

Solche Assimilationsbewegungen sind der Verhaltenstherapie nie schwergefallen, wenn sich eine ökonomischere und nachhaltigere Wirkung einer Behandlungsalternative abzeichnete. Ich halte diese „Leichtigkeit des Seins" für einen unmittelbaren Vorzug der CBT und für eine Voraussetzung ihrer heutigen Position im Gesamtfeld der Psychotherapie.

Die Frage, ob „nicht geprüft" zugleich auch „nicht wirksam" bedeutet, wurde in Bezug auf den Mangel an kontrollierten psychodynamischen/psychoanalytischen Studien in der Einführung kurz angesprochen. Es sprechen gute Gründe dafür, dass es sich nicht so verhält. Meiner persönlichen Erfahrung, mit der Psychodynamischen Therapie (PDT) über ein bei Ängsten ausgesprochen wirksames Instrument zu verfügen, stand allerdings die mehr als unbefriedigende Studienlage gegenüber. Immerhin konnten Shear et al. (1994) in einem Vergleich von CBT und PDT als 12-stündige Kurzbehandlungen hinsichtlich der Effekte keine Unterschiede erkennen. Milrod et al. (2000, 2007) haben die gute Wirkung von Psychodynamischer Kurztherapie (PDKT) bei Panikstörungen belegt. Crits-Christoph et al. (2005) bestätigten die symptomatische und interpersonelle Wirksamkeit von PDKT bei der Generalisierten Angststörung und Knijnik et al. (2004) die Symptomreduktion bei einer psychodynamischen Gruppentherapie für soziale Ängste. Weitere Studien sind dringend erforderlich und laufen erfreulicherweise gerade in Deutschland. Tatsächlich kann aus wissenschaftlicher Sicht ihr Forschungsstatus nur begrenzt auf reduziertem Niveau bleiben, wenn die PDT nicht Kredit verlieren soll. Genug davon verloren hat sie bereits, was im Wesentlichen auf die psychoanalytische Reserve gegenüber objektivierender Forschung zurückgeht. Natürlich gibt es auch methodische Probleme, die für psychoanalytische/psychodynamische Verfahren die Prüfung ihrer Effektivität schwerer machen als etwa für die CBT. Dennoch scheint mir das Haupthindernis im psychoanalytischen Desinteresse am Symptom (d. h. dessen Verbleiben, dessen Reduzierung oder dessen Schwinden) und in der ausschließlichen Zentrierung des Interesses auf Konflikt und Dynamik zu liegen. Der Ansatz der PDT muss in meinem Verständnis demgegenüber *bifokal*, das heißt mit Blick auf die Symptomatik – sie bringt ja den Patienten erst einmal in die Therapie! – und zugleich die intrapsychische wie soziale Dynamik sein. Darauf wird später noch praktisch eingegangen (s. Abschnitt 3.1).

Auch jenseits des Ansporns zur Erfolgskontrolle, der von der Studienlage für die CBT ausgeht, können die psychodynamischen Verfahren von der CBT lernen. Die Sorgfalt etwa, die bei diesem Verfahren auf die (kognitive) Aufklärung des Patienten verwandt wird, wirkt beispielhaft für jede Form der Psychotherapie. Die ehrwürdige „ärztliche Aufklärung des Patienten" ist ja, wie jeder Patient weiß, in der Medizin ziemlich verloren gegangen, und die Scheinrenaissance, die sie derzeit mit seitenlangen und gegenzuzeichnenden „Aufklärungsformularen" („Sehr geehrter Patient, sehr geehrte Patientin") erlebt, hat eher mit der Befürchtung juristischer Konsequenzen zu tun.

Im Bereich der Psychotherapie gilt diese unzureichende Aufklärung über diagnostische Zuordnung, Verfahren, Therapiechancen und mögliche Nachteile der Behandlung in besonderer Weise für die Psychoanalyse. Diese Aussage bezieht sich, wohlgemerkt, nur auf die

„großen Drei“: Psychoanalyse, Kognitiv-behaviorale Therapie und Gesprächstherapie. (In anderen Therapieformen scheint sogar noch mehr an informierender Aufklärung zu fehlen.) Fäh (2002, S. 114) hält in seiner Übersicht zu den unerwünschten Nebenwirkungen der Psychoanalyse lakonisch fest: „Zu viele Psychoanalytiker praktizieren Obskurantismus.“ Lernen kann man von der CBT auch hinsichtlich des Einsatzes pädagogischer und didaktischer Mittel. Hierfür gibt es auch in der Psychoanalyse eine verschüttete, sicher nie vordergründige Tradition, die zu systematisieren mir immer ein Anliegen war. Manches davon scheint in diesem Buch durch.

3 Allgemeine Vorgehensweisen in der PDT

3.1 Vorgespräche und Festlegung von Therapiezielen

Die erste Frage für die Durchführung der Vorgespräche gilt meist der eingesetzten Gesprächstechnik. Konkurrierend stehen hier die Technik des unstrukturierten Erstinterviews und die Anamnesetechnik einander gegenüber.

Das **psychoanalytische Erstinterview** fokussiert auf die szenische Darstellung in der Gesprächssituation und unterstellt, dass sich die entscheidenden Konflikte des Patienten bereits im allerersten Kontakt zum Therapeuten abbilden und erfassen lassen. Das ist, zurückhaltend ausgedrückt, eine sehr mutige Annahme. Es besteht kein Zweifel, dass sich vieles oft früh darstellt und für den Geübten auch sinnvoll entschlüsseln lässt. Dass aber „alles" Relevante so erfassbar werde, ist kaum wahrscheinlich. Der immer wieder erfolgende Rekurs auf den allerersten Satz des Patienten, in dem dieser bereits sein Lebensproblem zusammengefasst hat, ist eher ein liebenswerter Mythos. Das widerspricht nicht der Wahrheit, dass die Fähigkeit mancher Menschen, Sätze von höchster unbewusster Verdichtung schon im Erstgespräch zu äußern, beeindruckend sein kann. Als Begründung für den Verzicht auf jede Form einer gezielten Anamneseerhebung taugen sie jedoch nicht; dieser hat manchmal auch etwas mit der Unlust des Therapeuten zur Dokumentation zu tun. Tatsächlich ist das Auslassen einer anamnestischen Abklärung weder sachlich begründbar noch entspricht es dem Stand der Kunst. Viele später fatale Therapieverläufe hätte man bereits bei der Indikationsstellung vermeiden können, wenn man gezielt eine Reihe von Dingen geklärt hätte.

Die **Anamnesetechnik** geht also weder davon aus, dass der Patient alles spontan berichtet, noch davon, dass sich alles Relevante szenisch (und unzweideutig verstehbar) darstellt. Fragen nach der Biografie, Partnerschaft, dem Beruf, den aktuellen Lebensumständen, nach Problemen jenseits der Leitbeschwerde, gravierenden Krankheiten und weitere sind unverzichtbar. Sie sind schon unverzichtbar deswegen, weil der Patient dies als erstes Interesse oder Desinteresse des Therapeuten wahrnimmt („Der wollte ja gar nichts von mir wissen").

„Können Sie mir etwas aus Ihrem Leben, Ihren Entwicklungsbedingungen berichten, von denen Sie meinen, dass ich sie kennen sollte?"

Oder, noch einfacher:

„Wie sind Sie groß geworden? Wie war das für Sie? Waren Sie eher Vaters/Mutters Sohn/Tochter?"

„Wie stehen Sie zu Freunden/Freundinnen/Berufskollegen/-innen?"

Solche Fragen stoßen beim Patienten oft viel an und sind zugleich verhältnismäßig offen.

Erhält der Patient einen schriftlichen Bericht über das Gespräch (Arztbrief), was viel für sich hat, kann er das Bild, das er vermittelt hat, auch selbst überprüfen.[1] Unbedingt gefragt werden sollte nach Abhängigkeiten (den Gebrauch von THC versuchen viele Patienten als Nicht-Sucht, „gelegentlich mal einen Joint", zu tarnen), gegebenenfalls sogar nach deviantem Sozialverhalten. Die sexuelle Anamnese kann unaufdringlich, etwa im Rahmen des Gesprächs über die sozialen Beziehungen, angesprochen werden. Die Orgasmusfähigkeit ist meist mit der einfachen Frage, ob er/sie sich in der Sexualität „voll entspannen" könne, zu klären. Suizidversuche, offene oder heimliche Selbstverletzungen, Störungen des Essverhaltens werden

1 Für den Therapeuten bleibt die frühe dokumentierende Festlegung eines Berichts später eine Quelle der Bescheidenheit und der Einsicht, wie anders sich mancher Patient im Verlauf der Behandlung doch herausgestellt hat. Das Gedächtnis ist diesbezüglich sehr viel korrumpierbarer als das geschriebene Wort.

ebenfalls oft nur auf Nachfrage berichtet. Offene Fragen helfen dem Patienten hier oft weiter *(„Gibt es Dinge, die Ihnen sehr zu schaffen machen, die Sie aber im letzten Gespräch sich nicht anzusprechen getraut haben?“)*. Schließlich ist es sicher gut, vegetative Störungen, chronische Unruhe (deutlicher Hinweis auf Generalisierte Ängste!) und auch das Schlafverhalten rasch abzuklären. Viele Angststörungen gehen mit einem erhöhten vegetativen Erregungsniveau einher, das sich mit zwei Sätzen sichern lässt.

Das **Erstgespräch in der PDT** sollte die Vorzüge beider Gesprächstechniken vereinen (bifokaler Ansatz im Sinne des in Abschnitt 2.3 Ausgeführten). Wenn man den ersten Kontakt (1. Sitzung) stärker dem Patienten überlässt, den Stoff weniger strukturiert, ihm aber schon mitteilt, dass man in der folgenden Sitzung einige klärende Fragen habe, kann man bereits erste Hypothesen entwickeln. Der Patient sollte aber dezidiert nicht durch einen schweigenden Therapeuten verunsichert werden. Der psychotherapeutische Erstkontakt ist kein Stresstest. Dem Patienten ist die Situation oft neu, und in der Regel erscheint er mit großem Herzklopfen. Entsprechende Einlassungen verhindern diese Entwicklung.

„Ich möchte in dieser Sitzung gerne den Bericht Ihnen überlassen und mir Ihr Problem in Ruhe anhören. Wollen Sie einfach mit dem anfangen, was Ihnen wichtig ist? Wenn ich Fragen habe, komme ich darauf zurück, eventuell erst in der nächsten Sitzung. Ich gehe ohnehin davon aus, dass wir zwei oder drei Vorgespräche brauchen, bevor ich Ihnen einen Therapievorschlag machen kann.“

So lässt sich in der 2. Sitzung dann wieder zielgerichtet auf vom Patienten bereits angesprochene oder eben gerade nichtangesprochene Themen zurückkommen und mit Fragen klären. In einem 3. Gespräch wird man dann verstärkt über Möglichkeiten und Bedingungen der angestrebten Therapie sprechen.

Ein *ceterum censeo*, das sich durch dieses Buch zieht, ist der Hinweis auf Wichtigkeit und Bedeutung der **Aufklärung des Patienten** in Vorgespräch und gegebenenfalls in den ersten Sitzungen (Einleitungsphase der Therapie). Der Erfolg kürzerer Behandlungen wird zu großen Teilen bereits in den Vorgesprächen gebahnt und möglicherweise entschieden; denn hier entwickelt der Patient seine emotionale Grundeinstellung zum Behandler und seine Basiserwartungen an die Therapie. Eine Überschätzung der Bedeutung dieser Vorbereitung ist kaum möglich. Für den Therapeuten gilt, dass der **Patient sich jederzeit in der Behandlung orientieren können muss.** Erst wenn die Aufklärung klar, umfassend und verständlich war, wird eine Widerstandsbearbeitung möglich, etwa wenn der Patient seinerseits alles „verwirrt". Worüber muss aufgeklärt werden?

- Art und Typ der Erkrankung, ihr Naturverlauf und ihre spontane Heilungschance. Der Patient hat auch ein Recht darauf, zu erfahren, wie seine Symptomatik sich mit Wahrscheinlichkeit entwickelte, wenn er *keine* Therapie machte. Mit Sicherheit weiß das natürlich niemand, aber es gibt Ergebnisse der Verlaufsforschung, die man kennen sollte. (Panikstörungen etwa haben eine überraschend hohe Selbstheilungsrate, wie auch anamnestisch von Patienten zu erfahren ist, die einen wegen anderer Beschwerden aufsuchen; Soziale Ängste eine deutlich geringere.)
- Zur Information kann hier auch die schriftliche Information (so genannter Arztbrief) gehören, einschließlich der Therapieempfehlung/des Therapieplans und der gültigen Diagnose-Kodes.[2]
- Die vorgesehene **Therapie** bedarf einer Darstellung bezüglich der Art ihrer Wirkung, des Schwerpunkts ihrer Fokussierung, der Chancen für Besserung und Heilung und der Gefahr unerwünschter Wirkungen während und nach der Therapie. Die vermittelnde Sprache hierzu ist handlungs- und nicht theoriebezogen.

---

2 Ich habe in den vergangenen 15 Jahren den so genannten Arztbrief fast ausschließlich an den Patienten selbst gerichtet und dabei kein Detail fortgelassen, das ich sonst Dritten gegenüber ebenfalls mitgeteilt hätte. Welchen Ärzten und Therapeuten der Patient dann den Bericht zur Verfügung stellt, liegt für dieses Vorgehen bei ihm. Diese Art von Mitteilung übt auch nachdrücklich das Bemühen um eine professionelle, aber zugleich auch für andere verständliche und vor allem nichtverletzende Sprache. Um den Kontakt zum zuweisenden Kollegen nicht zu stören, wurde dieser in der Regel informiert, dass der Patient über einen Bericht verfügt. Bei Einverständnis des Patienten habe ich dem Kollegen den (an den Patienten gerichteten) Brief als Kopie zugesandt.

- Weiter wird vor der Behandlung auch das **Therapieziel** festgelegt. Dies kann – je nach Planung – auf drei unterscheidbaren Ebenen geschehen:
  - **symptomatisch**
    „Welche Symptome wollen Sie in der Therapie vorrangig angehen? Bitte nennen Sie die zwei für Sie wichtigsten."
  - **strukturell**
    „Haben Sie den Wunsch, an inneren Einstellungen, Haltungen, Eigenschaften bei sich etwas zu verändern?"
  - **sozial**
    „Möchten Sie ein bestimmtes Verhalten oder Erleben von sich im Umgang mit anderen in der Therapie in den Vordergrund stellen?"

Bei der Festlegung von Anzahl und Angemessenheit der Therapieziele bedarf der Patient der Hilfe des Therapeuten – in 25 Therapiesitzungen kann niemand „ein neuer Mensch werden", in 100 Sitzungen sind strukturelle Veränderungen hingegen gut möglich –, die Therapieziele sind deshalb auch Ergebnis einer Art von Verhandlung vor der Therapie. Diese Therapieziele werden schließlich explizit formuliert und festgehalten und sind Bestandteil des Behandlungsvertrags. Sie können für einen begrenzten Abschnitt in der Behandlung auch revidiert werden.

- Wenn der Patient von Anfang an Rahmen und Begrenzung der vorgeschlagenen Therapie verstanden hat, wird sich später auch seine Enttäuschung, nicht „vollständig geheilt" worden zu sein, in Grenzen halten.
- Bezüglich zu erwartender Schwankungen des Therapieerfolgs während der Behandlung ist der Patient früh zu informieren (Antizipation von Verlaufskrisen). So kann man unrealistisches Glück, wenn es ihm rasch besser geht, vor allem aber unrealistisches Unglück bei Wiederkehr der Symptome reduzieren. Wenn man weiß, was einen erwartet, steigt man weniger hoch – wichtiger aber ist, dass man weniger tief fällt. Der Patient behält so die Übersicht und das Vertrauen zum Therapeuten.

- Darstellung des Therapieplans, der Abschnitte, der Zwischenbilanzierungen, des Therapieendes und der Regelung für Nachsorgetermine (Boostersessions).
- Allgemeine Regelungen wie Wahrnehmung der Termine, Absagen von Sitzungen, Ausfallabsprachen, Berichterstattungspflicht (Antrag) des Behandlers an die Krankenkasse.
  „Ich möchte davon ausgehen, dass Sie für die Dauer der Behandlung den Terminen Priorität vor anderen Planungen geben. Stimmen Sie dem zu?"

  Als Empfehlung, aber nicht als Verpflichtung: *„Es hat sich herausgestellt, dass es sinnvoll ist, wenn Sie die Behandlung als Ihre persönliche Angelegenheit betrachten und nach außen darüber nur das Erforderliche mitteilen."*

  Schließlich, wiederum nur als Schutz des Patienten gedacht: *„Damit Sie sich auf die Behandlung konzentrieren können, hat es sich bewährt, dass Sie wichtige Entscheidungen erst nach deren Abschluss treffen. Während der Therapie ändert sich die Sicht der Dinge manchmal erstaunlich."*

3.2 Therapieplanung und Durchführung

Schwieriger für den Therapeuten als für den Patienten sind die Begrenzung der Zeit und die Auswahl der Therapiethemen.[3] Kurz- und mittelfristige Verfahren unterscheiden sich in der Behandlungstechnik von der Freien Assoziation in psychoanalytischen Behandlungen und auch in deren Interventionsformen. Es gibt etwa keinen empirisch belegten Hinweis darauf, dass übertragungszentrierte Inter-

3 Auch wenn sie auf dem psychodynamischen Feld ungewohnt erscheint, ist festzuhalten, dass die Strukturierung der Therapie gut zu erlernen ist, für weniger erfahrene offenbar leichter als für methodisch bereits festgelegte Behandler.

ventionen (psychoanalytische Ausbildungsdirektive: „Alle wirksamen Deutungen erfolgen in der Übertragung“) wirksamer sind als andere emotional vermittelnde („Aha-Erlebnis“) oder manchmal auch rein kognitive Interventionen. Der verhaltensverändernde Effekt erfolgt über das gemeinsame Element „emotionaler Einsichten“. Diese werden oft im Bereich der Übertragungsbeziehung liegen, müssen es aber nicht. Besonders ist darauf zu achten, dass man dem Patienten kein ideologisches Oktroy aufzwingt, das ihn in der Behandlung günstigenfalls irritiert, ungünstigenfalls behindert (vgl. dazu Abschnitt 3.3). Stark rational strukturierten Patienten mit einem Grundbedürfnis, „zu verstehen“, wäre so kaum zu helfen. Ich habe eine Reihe von Therapien ohne eine einzige Übertragungsdeutung durchgeführt – und zugleich in kaum einer Stunde *nicht* auf die Gestaltung von Übertragung und Gegenübertragung geachtet. Es geht in allen Formen kurzer Behandlungen darum, **dynamisch viel zu verstehen und nur das therapeutisch Erforderliche davon zu äußern.** Fördernde Aufgabe des Therapeuten ist es, sich an den Patienten anzupassen und sich mit ihm kognitiv und/oder emotional an dem Punkt zu treffen, an dem er steht. Auf dieser Basis kann der Behandler gegenüber dem Patienten dann sein besonderes Wahrnehmen, Verstehen und Wissen einbringen.

Äußerer Rahmen

Die **Therapiesitzungen der PDT finden im Sitzen** statt – sinnvoll scheint ein „Gegenüber übers Eck“, bei dem Patient und Therapeut sich anschauen können, aber nicht müssen – und niemals über den Schreibtisch hinweg. Ein Psychotherapeut ist kein Rechtsanwalt.

Die Regelfrequenz ist **eine Sitzung in der Woche.** Mit Urlauben kann man bei dieser Frequenz rund 40 Sitzungen im Jahr annehmen. Eine Kurztherapie dauert dann rund neun Monate – genug Zeit, um etwas mit Hand und Fuß zu schaffen. Mittelfristige Therapien können bei gleicher Frequenz 2 bis 3 Jahre dauern; man kann durch Streckung der Sitzungen im letzten Therapieteil diesen Zeitraum noch verlängern (s. Abschnitt 3.10), was bei chronischen Veränderungen und Persönlichkeitsstörungen oft nicht nur indiziert, sondern ausgesprochen sinnvoll ist.

Ansprache des Patienten

Zur Professionalität der PDT gehört auch, dass der **Patient mit „Sie" angeredet** wird. Die Behandlung findet nicht unter Freunden statt, sondern der Patient hat ein bestimmtes Problem und das Anrecht darauf, dass mit diesem formal in „zugewandter Distanz" umgegangen wird (Asymmetrie des Settings). Deshalb berichtet der Therapeut auch nicht über eigene Probleme. Diese offenbar zunehmende Unsitte aus der medizinischen Praxis mag dem Arzt zwar beim Stressabbau behilflich sein – nützt allerdings auch dem Patienten in der Allgemeinpraxis in keiner Weise –, in der Psychotherapie schadet es dem Patienten sogar. Probleme sind hier allein sein Vorrecht, für deren Behandlung bezahlt er auch bzw. sein Leistungsträger.

An Patienten, die man als Zweittherapeut erlebt und die sich zuvor in einer Psychotherapie mit Verwendung des brüderlichen/schwesterlichen „Du" befanden, kann man die Einschränkungen beobachten, die diese Praxis bedingt: An eine Atmosphäre harmonisierender Nähe adaptiert, sind die Patienten mehr auf die Erwartung von Stützung und Verständnis fixiert und erleben eine an Spannungsklärung und Konfliktaufdeckung orientierte Behandlung als für sie ungeeignet. Das Leben ist hingegen, nüchtern betrachtet, eher wenig harmonisch, und die Psychotherapie sollte keine „heile Welt" vorgaukeln, sondern ein Ort sein, an dem sich auch die Widrigkeiten der inneren Welt des Patienten inszenieren können; dies alles wohlgemerkt auf der Basis von gegenseitigem Vertrauen und Zugewandtheit des Therapeuten.

Jüngere Patienten finden das „Sie" oft als zu distanzierend und ertragen es schwer, weil sich in ihrem Umfeld jeder duzt, einschließlich der „neuen Alten". Oft steht hier aber auch die Verweigerung des Erwachsenwerdens im Hintergrund; dies gilt auch dann, wenn diese Verweigerung kollektiv auftritt. Im Falle sehr junger Patienten ist es sinnvoll, bereits im Vorgespräch die Frage der Anrede zu klären. Bei

Jugendlichen habe ich gelegentlich auf die „norddeutsche Möglichkeit" der Anrede mit Vornamen und Sie zurückgegriffen.

Die Interventionen sollten dem Verständnis des Patienten angepasst erfolgen (zum Inhalt der Interventionen: s. Abschnitt 3.4). Kurze Einlassungen sind besser als lange. **Fachterminologie ist nachdrücklich zu vermeiden.** Was der Therapeut nicht in der Umgangssprache vermitteln kann, sollte er lieber fortlassen. Auch die Konfrontation mit regelmäßiger Projektion bedarf keines Fachbegriffs.

„Kann es sein, dass Sie eine Neigung haben, bei anderen Menschen Gefühle zu erleben, die eigentlich in Ihnen sind/aus Ihrem Empfinden stammen?"

Eine Absenkung des Sprachniveaus, nur weil der Patient Slang spricht, ist weder nötig noch vorteilhaft. Die Modellfunktion des Therapeuten beginnt auf der sprachlichen Ebene. Manche Patienten mit geringer sprachlicher Differenzierung sind dankbar, zu lernen, dass man zum Beispiel über andere Menschen ohne Wertung sprechen oder Gefühle präziser als mit „echt krass" beschreiben kann. Bei diesen verändert sich im Laufe der Behandlung gelegentlich auch merkbar die Sprache im Sinne besserer Differenzierungsmöglichkeiten. Erfolgreiche Psychotherapie hat viel mit sozialem Lernen zu tun.

Zur **Ansprache des Patienten** im weiteren Sinne gehört auch, **was wir ihm zutrauen.** Wenn wir ihn als schwach und hilflos ansehen, wird er sich in der Therapie auch so verhalten. Sprechen wir ihn hingegen als „stark" an, auch wenn er auf seine Ressourcen schlecht zurückgreifen kann, wird er wahrscheinlich auch eher mit Zuversicht reagieren („Glauben Sie wirklich, dass ich das schaffe?!"). Bleibt der Therapeut innerlich bei einer Begrifflichkeit wie „frühe Störung", „Borderline" oder „strukturelle Störung" stehen – damit ist erst einmal nichts über die diagnostische Berechtigung dieser Konzepte ausgesagt –, schwächt er den Patienten durch seine Gegenübertragung von Anfang an. Auch ein weitgehend gestörter Mensch kann bestimmte Dinge leisten – und von diesem Punkt seiner reifsten Funktionsebene sollte man in der Therapie ausgehen. Schwach fühlt sich der Patient ohnehin; ein nachdrücklich nur „schonender Therapeut", der ihn als Schwachen behandelt, verstärkt dieses Erleben.

Therapiestrecken und Dauer

Alle Verfahren der Kurztherapie haben Folgendes gemeinsam:
- eine Einleitungsphase
- eine Phase des Durcharbeitens
- eine Beendigungsphase

Diese Abschnitte überlappen sich natürlich, müssen im Einzelfall auch individualisiert werden, zeigen aber eine immanente Logik für ihre Konzipierung. Eine regressive Haltung ist weder für den Therapeuten noch für den Patienten angezeigt. Die klare Struktur, eine Voraussetzung für erfolgreiche Kurztherapie, erfordert aufseiten des Behandlers Konzentration und Aufmerksamkeit. Freuds Empfehlung einer ungerichteten „gleichschwebenden Aufmerksamkeit" (z.B. 1923, S. 215) ist bei diesen Settings nicht das Mittel der Wahl bzw. kann dies nur in modifizierter Form sein. Luborsky hat hier in seiner differenzierten Art einen Zirkel von Zuhören (entspricht am ehesten der ungerichteten Aufmerksamkeit), Verstehen (Hypothesenbildung), Intervenieren (teils angestrebte Verhaltensänderung, teils Hypothesenprüfung) und dann erneut zurück zum Zuhören (Überprüfung der Wirkung der Intervention, der Richtigkeit der konkreten Hypothese) beschrieben (s. Abschnitt 5.3, S. 77). Hinzu kommt die gegenüber der analytischen Psychotherapie verstärkte technische Aktivität.

Die in diesem Buch ab Kapitel 4 vorgestellten **Kurztherapien** sind auf 25 bis 30 Sitzungen limitiert. Das scheint sich für PDT in der Forschung als Standard herauszustellen. Die Prinzipien der modellhaften Kurztherapie können ohne Probleme auf mittelfristige Verfahren (30 bis 120 Sitzungen) übertragen werden, die erforderliche **Strukturierung der Behandlung** bleibt gleich. Der Unterschied liegt in der Chance, in den einzelnen Abschnitten gründlicher arbeiten zu können und somit meines Erachtens eine stabilere Rückfallprophylaxe zu erreichen.

Man muss sich unbedingt verdeutlichen, dass der Patient in seiner innerlich angestrebten Zielerreichung vom zeitlichen Rahmen abhängig ist, den wir ihm vorgeben. Legen wir uns mit ihm auf 30 Sitzungen fest, dann wird er eine andere Intensität des Willens zum

Behandlungserfolg vorlegen als wenn wir ihm sagen, dass wir von 3 Jahren mit 3 Wochenstunden Behandlungszeit ausgingen. Es sei hier definitiv nicht die Berechtigung zur Differenzialindikation für kürzere niederfrequente und längere höherfrequente Therapien bestritten. Aber beide Formen bedürfen einer reflektierten Einbeziehung des **Erwartungshorizonts**, den diese Festlegungen für die Behandlung selbst bedeuten. Einen konkreten Patienten, der mir im Erstgespräch versicherte: „Ich brauche mich hier wohl nicht kurz zu fassen, wir haben ja unendlich viel Zeit", habe ich gerade wegen dieser Erwartungseinstellung nicht in Behandlung genommen. Er machte es sich schon vor der 1. Sitzung in der Therapie bequem; auch beruflich mochte er nicht viel arbeiten (da er privat versichert war und noch einen älteren Vertrag hatte, fand er natürlich woanders eine Therapie).

PDT ist keine Traumatherapie

Wichtig ist die Beachtung des Prinzips, dass die PDT keine Form der Traumatherapie und auch keine Therapie zur Aufarbeitung ausgedehnter biografischer Fehlentwicklungen ist. Sollten sich solche Aspekte in einer Kurztherapie verstärkt in den Vordergrund schieben, ist es dennoch sinnvoll, die Behandlung im Rahmen der gewählten Therapieziele fortzusetzen. Teilziele sind auch dann fast immer zu erreichen (**Halten der Therapielinie**, nicht „zacken"!). Eine entscheidende Entlastung wäre dann der Verweis auf eine zu einem späteren Zeitpunkt anzusetzende vertiefende Behandlung.

„Wir haben ja mehrfach festgestellt, dass Sie mit den ausgesprochen belastenden Erlebnissen Ihrer Biografie nur unbefriedigend fertig geworden sind. Das ist bei mir auch angekommen. Mein Vorschlag wäre, dass wir hier erst einmal in der begonnenen Form weiterarbeiten und sehen, was wir von den geplanten Zielen erreichen können. Über die Möglichkeit einer vertiefenden Behandlung, die vielleicht erforderlich ist, sollten wir am Ende der Therapie noch einmal sprechen. Ist das für Sie so annehmbar?"

Das Problem solcher Interventionen ist, dass eine Reihe von Patienten mit dem nachvollziehbaren Wunsch nach „mehr Therapie" gerade dann unbewusst versuchen wird, dem Therapeuten zu beweisen, dass sie auch „mehr“ brauchen. Tenor: Der Therapeut könne sie doch nicht mit lächerlichen 30 Sitzungen abspeisen, wenn etwa die Freundin schon jahrelang in Behandlung ist. Meine Empfehlung ist daher, solche Alternativen unbedingt erst am Ende der Behandlung zu erörtern. Sonst wird das hohe Potenzial der PDT durch eigene Entwertung reduziert. (Wenn nicht einmal der Therapeut an die Wirkung der Behandlung glaubt, woher soll der Patient dann die Zuversicht nehmen?!)

In wenigen Fällen kommt man mit der beschriebenen Art von Interventionen nicht weiter, weil der Patient durch die aufkommenden Inhalte oder Erinnerungen massiv beunruhigt wird. Dann wird therapeutisch die **Stabilisierung** des Patienten vorrangig. Im Prinzip sollte man zwar bei der Linie einer limitierten Behandlung bleiben, aber weitere Hilfestellungen anbieten, mit der Situation fertig zu werden. Es geht darum, hochbelastende Themen im Rahmen des Möglichen affektiv zu „neutralisieren“. Dafür bietet sich besonders die **Safe-Vorstellung** (Tresor-Übung nach Sachsse[4] 2004) an: Der Patient wird angeregt, sich einen sicheren Verwahrungsort, eben einen Safe, vorzustellen. Er bekommt imaginär den Schlüssel dazu in die Hand, und er wird aufgefordert, die traumatische Erinnerung, den unerträglichen Affekt, die quälende Befürchtung im „sicheren Schrank“ zu verwahren und diesen abzuschließen. Ich benenne den Vorgang auch als nichtkurativ, sondern „zur zeitlichen Verwahrung“. Diese Technik funktioniert manchmal überraschend gut. Sie ermöglicht günstigenfalls, in der Bearbeitung der definierten Therapieziele fortzufahren und die „gesicherten Inhalte“ in einer dazu geeigneten Therapie anzugehen, wenn das dann noch erforderlich sein sollte. Die Safe-Vorstellung hat Ähnlichkeit mit der Vorstellung eines sicheren Ortes, wie sie L. Reddemann (2007) für die Psychodynamisch Imaginative Traumatherapie angegeben hat.

---

4 Die Tresor-Übung wurde möglicherweise ursprünglich von L. Reddemann eingeführt. Beide Autoren verwenden den Begriff. Wegen des Anklangs der Sicherheit im englischen Wort „safe“ bevorzuge ich den Terminus „Safe-Vorstellung“.

3.3 Indikation, Kontraindikation und unerwünschte Therapieeffekte

Die **Indikationsmerkmale** lassen sich leicht benennen. PDT ist für eine große Anzahl von seelischen Störungen angezeigt; beim Einsatz als mittelfristiges Verfahren ist diese Breite natürlich noch höher als bei kurzfristiger Therapie. Einen Schwerpunkt stellen erwartungsgemäß die symptomzentrierten Störungen dar. Gleiches gilt für umschriebene innere oder äußere (soziale) Konflikte. Es ist aber festzuhalten, dass auch Persönlichkeitsstörungen in Teilen und bei limitierter Zielsetzung auf diese Weise beeinflussbar sind, meines Erachtens jedoch nur mit mittleren Sitzungszahlen (bis 120 Stunden). Das gilt insbesondere für die Cluster-C-Störungen („ängstlich-furchtsame") nach dem DSM-IV. Bezieht man sich auf die Strukturdiagnose der Operationalisierten Psychodynamischen Diagnostik (OPD-2, Arbeitskreis OPD 2006), dann ist eine Behandlung der strukturellen Niveaus mit „guter" und „mäßiger" Integration sicher indiziert.

Die PDT garantiert aufgrund ihrer Strukturiertheit und Transparenz eine „therapeutische Situation", in der viele Patienten angsterregende Inhalte und die Wahrnehmung negativer Affekte und Impulse leichter zulassen und bearbeiten können.

Persönlich sehe ich darin den eigentlichen Vorteil der PDT.

Ungeeignet ist das Verfahren bei allen Formen hirnorganischer und psychotischer Störungen, während es jedoch bei der sozialen Integration und „Verarbeitung" von abgelaufenen Psychosen indiziert sein kann, wenn der Behandler entsprechende Erfahrungen hat. Keine Behandlungsindikation sind auch manifeste Substanzabhängigkeiten und Persönlichkeitsstörungen mit dissozialen Anteilen und ausgeprägter Ich-Schwäche; hierzu ist die PDT eindeutig zu wenig edukativ. Auch chronifizierte Persönlichkeitsstörungen, Borderline-Störungen und weitere wären damit eher nichtbehandelbar. Hier bestünde vorzugsweise eine Indikation für die zunehmend erprobten spezifischen Therapieformen: Dialektisch-behaviorale Therapie (DBT) nach Linehan (1993), Übertragungsfokussierte Psychotherapie (TFP) nach Clarkin et al. (1999) oder Mentalisierungsbasierte Therapie (MBT) nach Bateman und Fonagy (2004). Diese Einschränkung gilt vor allem für die Cluster-A-Störungen („auffällig-exzentrische") im DSM-IV. Von den Cluster-B-Störungen („dramatisch-emotionale") habe ich nur die Histrionische und die Narzisstische Persönlichkeitsstörung auf diese Weise behandelt – von vornherein mit abgesprochen limitierten Zielen. Die Indikation zur Behandlung von Patienten mit „geringer Integration" nach der OPD-2 wäre fraglich, solcher mit dem strukturellen Niveau „desintegriert" sicher nicht indiziert.

Unerwünschte Wirkungen und sogar Therapieschäden (Hoffmann et al. 2008) können natürlich auch bei der PDT auftreten. Wegen der angestrebt geringen Regression dürften sie deutlich unter den bei der Psychoanalyse beobachteten liegen. Sachs (1983) machte in einer sorgfältigen Analyse der Ursachen von Misserfolgen bei Kurztherapien vorwiegend Therapeutenvariablen im Umgang mit der Therapietechnik verantwortlich. An erster Stelle stand die Unfähigkeit des Therapeuten, die jeweilige Sitzung zu strukturieren oder zu fokussieren. Hinzu kamen

- das Versagen, eine negative Haltung des Patienten gegenüber der Therapie oder dem Therapeuten anzusprechen;
- die passive Hinnahme problematischer Aspekte im Verhalten des Patienten oder von Widerständen;
- die Verwendung verletzender (d. h. inhaltlich oder zeitlich unangemessener) Interventionen.

Ein weiteres Forschungsergebnis: Mohr (1995) fand in einer kritischen Übersicht folgende Therapeutenvariablen als Prädiktoren eines ausbleibenden Therapieerfolgs:

- mangelnde Empathie
- Unterschätzung der Schwere der Probleme des Patienten
- negative Gegenübertragung mit starker Betonung von Übertragungsdeutungen
- Nicht-Übereinstimmung mit dem Patienten bezüglich des Therapieprozesses

An diesem Beispiel schlechter Technik wird deutlich, dass besonders die in der Psychoanalyse ideologisch hochwertige Bedeutung der Arbeit mit Übertragung und Gegenübertragung vielen fokalisierten Therapien zur Falle wird (s. Abschnitt 3.7).

Grundsätzlich muss der Patient zu Beginn der Behandlung über die Möglichkeit passagerer Symptomverschlechterungen informiert werden. Es ist auch während der Behandlung ein waches Auge und Ohr für das soziale Umfeld und dessen Veränderung durch die Therapie – meist durch das veränderte Verhalten des Patienten – zu bewahren. Eine realistische Zielsetzung am Beginn der Therapie verringert die Möglichkeit von Enttäuschungen nach der Behandlung.

Misserfolge der PDT können auch durch Missbrauch der Therapie auftreten. Der **Missbrauch der Therapie durch den Therapeuten** ist der bekanntere und in der Literatur besonders als ethisches Versagen des Behandlers klassifiziert. Es geht dabei um jede Form bewusster und – schwieriger noch – unbewusster Ausnutzung des Patienten für eigene persönliche Interessen.

Ein Beispiel: Psychotherapeuten arbeiten oft bis ins hohe Alter. Nicht selten hat man dabei den Eindruck, dass sie ihre eigene Einsamkeit mit den Patienten „ausfüllen". Am häufigsten sind wohl egoistische und narzisstische Ziele des Therapeuten, etwa die „Pflege" anhaltender Bewunderung durch den Patienten; auch geschäftliche Vorteilsnahme bei selbst zahlenden Patienten ist zu beobachten sowie – am spektakulärsten, nicht jedoch am häufigsten – die sexuelle Ausbeutung. Diese ist, was auch immer dazu geäußert wird, für den abhängigen Patienten, in der Regel eine Patientin, ausnahmslos nachteilig. Die Rate über sämtliche Therapieformen hinweg liegt hier bei männlichen Therapeuten um die 10 % der Behandler, bei weiblichen bei höchstens 2,5 % (Hoffmann et al. 2008).[5]

Es gibt auch einen regelmäßig vorkommenden **Missbrauch der Therapie durch den Patienten**. Ein Beispiel dafür („Wir haben hier ja unendlich Zeit") wurde schon erwähnt. Manche Patienten setzen die Therapie gezielt, aber verschwiegen gegen den Partner ein. So

5 In Deutschland liegen diese Zahlen eher etwas niedriger, in den USA eher etwas höher.

erfuhr ich von einer Patientin ganz am Ende der Behandlung, dass sie ihrem Ehemann regelmäßig Verhaltensanweisungen übermittelt hatte, die ich ihr angeblich für ihn aufgetragen hätte. Hierher gehören auch Versuche, die Verantwortung für eigene Entscheidungen auf den Therapeuten zu verschieben. Es gibt Fälle von Suchtpatienten, die ihre Abhängigkeit während längerer Psychotherapien gezielt verschwiegen – an die übliche Bagatellisierung des Gebrauchs der Noxen mag man hier gar nicht denken. (Nebenbei wird hier noch einmal der Sinn einer gezielten Anamneseerhebung deutlich.) Schließlich scheint Psychotherapie oft eine erstaunlich breite Entlastungsbasis für Beschäftigungsverhältnisse und die Arbeitswelt des Patienten zu haben, bei denen Therapeuten sogar die Notwendigkeit besonderer Rücksichten attestieren. Es ist zu vermuten, dass solche Wünsche des Patienten oft nicht abgelehnt werden, weil man die gute Beziehung zum Patienten nicht gefährden will. Gerade durch das Nachgeben nützt man ihm allerdings genauso wenig. Der Therapeut verliert dabei unweigerlich an Glaubwürdigkeit, denn eigentlich wissen Patient und Therapeut, dass es der gewünschten Rücksichten gar nicht bedarf. Vom breiten Missbrauch der Psychotherapie durch Patienten mit Rentenbegehren wagt man kaum zu schreiben. Dieser ist hierbei im Wesentlichen ein Artefakt des Prinzips der Sozialversicherung „Rehabilitation vor Rente“ und wird am deutlichsten bei der stationären Behandlung in Psychosomatischen Fachkliniken. Die Betten wollen wiederum ja auch belegt sein. „Zufriedenheitsfragebögen“ der Kostenträger führen zusammen mit dem Druck der Klinikverantwortlichen für die Psychotherapeuten an der Basis nicht selten zu resigniertem „Mitspielen“.[6]

6 Angesichts der Hemmung, diese jedem Informierten bekannten Sachverhalte zu benennen, wird mir selbst noch einmal etwas vom Druck deutlich, der besonders bei jungen Therapeuten dadurch entsteht, dass „Patientenzufriedenheit“ zu einem alles erschlagenden Maßstab für eine angeblich erfolgreiche Behandlung wird. Tatsächlich ist für eine gute Psychotherapie das Ausmaß der vom Patienten geleisteten Veränderung entscheidend – im Rahmen der Ziele, die mit ihm vor der Behandlung besprochen wurden, oder darüber hinaus. Der „Spaßfaktor“ bei einer erfolgreichen Therapie muss keinesfalls immer hoch sein, denn wer ändert sich schon gern?!

3.4 Allgemeine Interventionsformen

L. Luborsky war wohl der erste Autor, der allgemeine, deutlich vom Vorgehen in der Psychoanalyse abweichende systematische Interventionen für die PDT benannte. So wie es in seinem Lehrbuch (1988) ausgeführt wird, konnte man es im internationalen Schrifttum bis dahin nicht lesen. (In Deutschland hatte A. Dührssen solche abweichenden Interventionsempfehlungen bereits 1972 veröffentlicht.) Die nachstehenden Punkte gehen zu einem Teil direkt auf Luborskys Anweisungen für die SET zurück, andere entstammen meiner eigenen Erfahrung oder der genannter Dritter.

Zu Beginn der eigentlichen Sitzungen ist der Patient in der beschriebenen Weise über die Behandlung informiert. Eine eigentliche „Grundregel“ zum Freien Assoziieren wird nicht vorgegeben, stattdessen sollte man dem Patienten die Möglichkeit anbieten, sich frei der Folge seiner Gedanken und dessen, was ihm wichtig scheint, zu überlassen. Damit können viele Menschen schlecht umgehen; sie wollen es ja in der Behandlung „richtig“ machen.
„Die Stundenthemen legen Sie fest. Sie können auch gerne einfach Ihren Gedanken folgen. Das ist sicher für Sie ungewohnt, aber man kann das ganz gut lernen.“

Manche Patienten muss man zum **weisungsfreien Sprechen** erst ermutigen: *„Versuchen Sie das doch einfach einmal …“*

Auf Rückfragen kann man äußern: *„Wenn ich eine Frage habe oder etwas einbringen kann, werde ich mich sicher melden.“* Oder: *„Wenn Ihnen mein Schweigen zu lange dauert, sagen Sie mir das bitte.“*

Der Patient muss sich jederzeit in der Therapie orientieren können. Das Handeln des Therapeuten soll für den Patienten transparent sein, das heißt, dieser soll in Grundzügen verstehen, warum der Therapeut sich so verhält, wie er sich verhält. Dazu bedarf es keiner umfangreichen Erklärungen der Therapietechnik, sondern einer einfachen Aufklärung über die Therapierationale. Die Antwort auf die Bitte um inhaltliche Beratung könnte wie folgt lauten:

„Welche Entscheidung für Sie wirklich gut/richtig wäre, weiß ich ehrlicherweise gar nicht. (Allenfalls wüsste ich, was für mich sinnvoll wäre.) Hier geht es ja darum, dass Sie Ihren eigenen/persönlichen Weg finden. Wir können aber gemeinsam versuchen, die verschiedenen Möglichkeiten durchzugehen, das könnte Ihnen vielleicht weiterhelfen."

Der Patient soll, das wird schon deutlich, **bestätigt und ermutigt** werden. Er erhält realistische Rückmeldungen darüber, dass er sich auf dem richtigen Weg in der Therapie befindet. Ermutigung bedeutet nicht Tröstung; Letztere ist mitmenschliche, aber nicht therapeutische Aufgabe.

Wenn der Patient verzagt ist und resigniert, ist er darauf zu verweisen, was er kann und bereits (auch und gerade in der Therapie) geleistet hat. Es geht um eine Art **Rückwendung des Blicks.**
„Diese Situation ist Ihnen doch schon gut vertraut, Sie hatten jedesmal Angst, und jedesmal haben Sie es dann geschafft. Warum sollte es diesmal anders sein?"

„Meinen Sie nicht, dass das neue Verständnis, das Sie zur inneren Bedeutung Ihrer Angstanfälle hier in der Therapie erworben haben, Sie auch in der belastenden Situation schützen kann?"

Förderung der **Verinnerlichung des therapierenden Prinzips**, das heißt die Art und Weise der Problembehandlung und -lösung durch den Therapeuten. Dieser Schritt ist als Identifizierung mit dem Therapeuten bzw. mit dessen therapierender Funktion bezeichnet worden. Der Angstpatient erwirbt so eine richtungsweisende innere Kompetenz („gyroskopische Funktion", d.h. Kompassfunktion im Sinne von König 1981), die bei ihm defizitär ausgeprägt ist.

> „Die Nachhaltigkeit des Behandlungsfortschritts wird auch dadurch gewährleistet, dass der *Patient den Therapeuten als hilfreiche Person internalisiert* und herausfindet, welche der vom Therapeuten gezeigten Problemlösungsmuster er sich zu eigen machen kann." (Leichsenring et al. 2005, S. 262; Hervorhebung d. A.)

Eine Intensivierung ginge in Richtung eines averbalen (und ggf. auch verbalen) Identifizierungsangebots durch den Therapeuten. Identifizierung bezieht sich hier auf die Methode und, natürlich kaum abgrenzbar, auf die Person des Therapeuten, der so funktional zu einem Hilfs-Ich wird.

„Wenn es für Sie eine Erleichterung darstellt, dann können Sie gerne in der Belastungssituation an die Formel/die Vorgehensweise/die Strategie denken, die wir hier entwickelt haben. Manchen Menschen hilft das nachhaltig.“

Emotional erlaubt diese „Freigabe“ dem Patienten, die Person des Therapeuten in die Angstsituation „mitzunehmen“, sich seiner Sicherheit vorübergehend zu bedienen.

Von großer Bedeutung ist auch die **Antizipation von Rückfällen**. Wie schon ausgeführt, bilden sich bei guter therapeutischer Beziehung Symptome manchmal erstaunlich rasch zurück. Die Patienten sind darüber natürlich zufrieden. Hier ist es gut, die Entlastung (mit dem Patienten) zu begrüßen und zugleich antizipierend darauf hinzuweisen, dass es in der Behandlung (und auch danach) immer wieder Phasen geben wird, in denen es schlechter läuft oder Symptome wiederkehren. Wenn es dann tatsächlich dazu kommt – und das ist fast ausnahmslos der Fall –, kann man an diese Vorwegnahme erinnern, wenn der Patient es nicht bereits selbst tut. Das erleichtert die Bearbeitung scheinbarer oder echter Rückfälle erheblich.

„Das ist ja sehr erfreulich, dass es so schnell zu einer Verbesserung kam. Es werden aber auch, wie ich schon sagte, Schwankungen auftreten. Das ist weder gut noch schlecht, sondern gehört einfach zum Behandlungsablauf. Aber die Richtung stimmt ja bereits.“

Je phobischer Patienten strukturiert sind, das heißt, je mehr sie mit der Vermeidung arbeiten, desto unangenehmer ist ihnen auch nur der Gedanke, dass Symptome wiederkehren könnten („Um Gottes Willen, sagen Sie doch so etwas nicht, wo ich gerade so froh bin, dass alles vorbei ist!“). Es ist klar, dass gerade hier gezielt die Vermeidung anzusprechen ist.

Wichtig ist überdies die Förderung der **Entwicklung alternativer Konfliktlösungsstrategien**; das bedeutet ausgiebiges Erörtern und

Einsetzen neuer und zu erprobender Verhaltensweisen. Menschen mit einer neurotischen Einengung sind oft überraschend fantasielos, sich Erlebens- und Verhaltensalternativen auch nur vorzustellen. Für ängstliche Menschen gilt das in besonderer Weise.

Ebenso bedeutsam ist die Förderung der **Realitätsprüfung**, indem man den Patienten auffordert, die befürchtete Katastrophe doch im Detail auszufantasieren. Das erlaubt dann, Schritt für Schritt dem Patienten ein Gefühl für die Unangemessenheit seiner emotionalen Reaktionen zu vermitteln.

„Also gut, Sie brechen im Kaufhaus zusammen, wie Sie das schon befürchtet haben. Was passiert dann?"

„Was ist daran schlimm, dass ganz viele Menschen zusammenlaufen? Werden Sie dadurch gefährdet?"

„Ich verstehe noch nicht, wo für Sie die eigentliche Bedrohung liegt, die so viel Angst begründet. Bisher haben Sie mir Situationen beschrieben, die unangenehm sind, manchmal auch peinlich, aber das kann doch kaum der wirkliche Grund für eine so weitgehende Panik sein?!"

„Ich habe den Eindruck, dass Sie in der Situation die Ereignisse nicht wirklichkeitsgerecht erleben/dass das erlebte Maß von Bedrohung durch die tatsächlichen Ereignisse in keiner Weise erklärt wird."

Hier wird auch deutlich, dass der Therapeut durch seine Art, die Dinge anders zu sehen, zum Modell der Angstbewältigung wird (Identifizierung mit dem Therapeuten). Auch deswegen ist eine gewisse **Nüchternheit der Interventionen**, die sich deutlich von der emotionalisierten Erlebnisweise des Patienten abhebt, von Vorteil. Manche Patienten erleben das sogar als „kaltschnäuzig", bewundern aber zugleich die Freiheit, auf diese Weise mit Ängsten – bis hin zur Todesangst – umzugehen.

Bei einem konkreten Patienten, einem Jäger mit der plötzlich aufgetretenen Angst, allein im Wald zu sterben, intervenierte ich in folgender Weise:

„Was ist für Sie eigentlich so schlimm an dem Gedanken, in einer Umgebung zu sterben, die Ihnen so viel bedeutet? Sie fühlen sich als Teil der

Natur, wie Sie mir erzählt haben, und haben eine ausgeprägte Beziehung zum Wald. Ist der Tod im Bett wirklich die angenehmere Vorstellung für Sie?"

In der folgenden Stunde antwortete der Patient, er habe darüber lange nachgedacht: „Und da wurde mir plötzlich klar, dass ich die Vorstellung, im Wald die Löffel wegzulegen, eigentlich sogar angenehm finde. Da gibt es wirklich Schlechteres. Das hat mich enorm entlastet."

Zu einer solchen Entlastung kann auch die Nutzung der Möglichkeit von **humorigen Einlassungen** des Therapeuten beitragen. Humor hat oft eine entspannende und das Unbewusste direkt erreichende Wirkung. Davon lebt auch jeder gute Witz. Patienten, die hier einen Zugang haben, können von solchen Interventionen erheblich profitieren. Es muss aber daran erinnert werden, dass vielen Menschen jeder Witz abgeht, wenn sie selbst betroffen sind. Sie neigen dazu, sich durch humorige Konfrontationen nicht ernst genommen zu fühlen. Und manche sind vielleicht auch einfach zu krank; ihnen ist gewissermaßen das Lachen längst vergangen. Das Zulassen von Humor setzt – im Gegensatz zu Zynismus und Sarkasmus – seelische Entspanntheit voraus. Hier ist deshalb Sicherheit des Therapeuten für diese Unterscheidungen erforderlich. Humor ist schließlich auch – über eine positive Identifizierung – der Weg in eine lösende und besser erträgliche **Selbstironisierung**. Wer schon über sich selbst lachen kann, ist nicht mehr ganz so krank.

Eine Basistugend jedes Therapeuten muss die Möglichkeit darstellen, zwischen **verstehender Empathie** einerseits und **abgrenzender Struktursetzung** (meist Realitätskonfrontation) andererseits zu oszillieren. Das eine ist ohne das andere psychotherapeutisch nicht viel Wert. Das bedeutet auf der einen Seite, dass der Behandler sich in den Patienten einfühlen, ihn begleiten und ihn in seinem Leid verstehen können muss; auf der anderen Seite muss derselbe Behandler in der Lage sein, dem Patienten direkt zu zeigen, was er tut, wie er auf andere wirkt und welche Konsequenzen beispielsweise sein (neurotisches) Handeln haben kann. Das eine mag der Patient in der Regel, das andere in der Regel nicht. Für eine gute Therapie ist beides unerlässlich.

Das ist von G. Rudolf (2006) für seine „Strukturbezogene Therapie“ – fraglos eine Unterform der PDT – sehr anschaulich so formuliert worden, dass sich der Therapeut hinter den Patienten (d.h. stützend), neben ihn (begleitend) und ihm gegenüber (konfrontierend) stellen könne.

Das Stehen hinter dem Patienten könnte sich folgendermaßen anhören: „*Ich finde Ihre Überlegung, dass Sie sich von anderen nicht in eine Rolle drängen lassen wollen, die Ihnen so gar nicht entspricht, gut nachvollziehbar. Das kann man den anderen dann ja auch so sagen.*“

Ein Stehen neben dem Patienten wäre: „*Sie haben ja bereits ziemlich ausführlich die verschiedenen Handlungsmöglichkeiten bedacht – wollen Sie jetzt nicht einmal eine davon direkt ausprobieren? Dann sehen wir ja, wie es dabei für Sie läuft.*“

Sich dem Patienten gegenüber stellt man sich etwa mit der folgenden Intervention: „*Man kann das so machen, wie Sie das jetzt gesagt haben. Wichtig scheint mir aber, dass Sie die Konsequenzen dieses Schritts doch noch einmal überlegen. Er erinnert mich an manche Verhaltensweisen, von denen Sie mir erzählt haben, dass Sie damit wenig Erfolg hatten. Wollen Sie das wirklich so wiederholen?*“

Diese genauso einfache wie klare Systematisierung der unterschiedlichen therapeutischen Haltungen in der Behandlung ist bemerkenswerterweise vor G. Rudolf nie einem Behandler eingefallen; mir leider auch nicht. Verbreitet praktiziert wurden diese Haltungen wohl schon seit langem.

Auf die Möglichkeit der Verwendung von **Präskriptionen** wie auch auf den Einsatz des **Bühnenparadigmas** wird im Kapitel über die Behandlung der Sozialen Ängste näher eingegangen (s. Kap. 5, S. 86). Beide Interventionsformen sind vielfältig einsetzbar.

> Noch einmal zur Erinnerung: Wichtig ist in jedem Fall die Beachtung der vorrangigen Notwendigkeit, dass sich der Patient immer in der Therapie orientieren können muss.

Man kann die Interventionen in der PDT allgemein eher in der supportiven oder eher in der interpretativen Richtung sehen, wie es etwa Luborsky beispielhaft tut (er bezeichnet die beiden Richtungen als „supportiv" und „expressiv"). Während in diesem Abschnitt die stützenden Interventionsformen überwiegen, gilt dies in den folgenden für die deutenden Formen.

3.5 Modifizierter Umgang mit dem Unbewussten

Im Gegensatz zu der banalen, heute auch von der Neurobiologie bestätigten Aussage, dass der größte Teil der psychischen Prozesse unbewusster Natur ist (wie sollte er auch sonst sein?!), entwickelte Freud das Konzept eines dynamischen Unbewussten. Hierbei werden Kräfte benannt, die psychische Inhalte gezielt unbewusst machen können (Verdrängung) und unbewusst halten. Diese können zeitverzögert, zusammen mit anderen Inhalten des Unbewussten, wiederum dynamisch aktiv werden, das heißt gesundes und eben auch gestörtes Verhalten motivieren. Und nur dieser Art des Unbewussten gilt die Aufdeckungsarbeit der Psychoanalyse. Dass wir ohne explizites Bewusstwerden ein Auto fahren und sogar komplexe Handlungen durchführen können, ist bekannt, hirnphysiologisch auch interessant, aber neurosenpsychologisch irrelevant.

Greenson (1967) nannte in seinem klassischen Lehrbuch fünf Arten von therapeutischen Interventionen:

- Konfrontation
- Klärung
- Deutung
- Durcharbeiten
- Konstruktion

Konfrontationen machen den Patienten darauf aufmerksam, dass er etwas Bestimmtes in einer bestimmten Weise tut. Das „Spiegeln" der Gesprächspsychotherapeuten (hier ist an die Therapierichtung von

C. Rogers gedacht) hat viel mit Konfrontation in diesem Sinne zu tun. Der Begriff beinhaltet keinerlei aggressiven Unterton, was oft missverstanden wird.

„Sie haben gerade den Traum erzählt, in dem es um Ihren verpassten Sieg im Autorennen geht. Dann versuchte ich etwas dazu zu sagen, aber Sie haben mich fast unterbrochen und von Ihrem gestrigen Erlebnis mit Ihrer Freundin erzählt. Ich verstehe, dass Sie das beschäftigte, aber zugleich gewann ich dadurch den Eindruck, dass Sie eigentlich nicht hören wollten, ob ich etwas dazu zu sagen hätte."

Bei allen Konfrontationen, wie überhaupt bei allen Interventionen, die der Patient als Kritik, Unfreundlichkeit, Abgrenzung usw. verstehen könnte, ist eine vorangehende Bestätigung angebracht (s.o.: „*Ich verstehe, dass Sie das beschäftigt, aber …*" oder „*Man kann das durchaus so sehen, aber ich möchte Ihnen einmal eine andere Sichtweise dazu vorschlagen …*"). Das gestörte Verhalten und das Erleben des Patienten sind genauso legitim wie die Sicht des Therapeuten, sie haben sich nur immer wieder als unproduktiv für ihn erwiesen. Deshalb bieten wir ihm veränderungsfördernde Sichtweisen an.

Mit **Klärungen** ist die „Scharfeinstellung" des in Frage stehenden Verhaltens, Erlebens, Wahrnehmens, Verarbeitens gemeint. Sie wird oft aus einer Reihe von Interventionsabfolgen bestehen.

„Wollen wir die Situation noch einmal zusammen durchgehen? Ihre letzten Worte in dem Bericht des Traums waren: ‚Dann platzte mein Reifen, und ich wurde aus der Bahn geschleudert. Ich sah den anderen gerade noch an mir vorbeipreschen.' – Erinnern Sie sich noch, wie Sie sich dabei fühlten? Waren da bestimmte Empfindungen?"

Bei Deutungen erfolgt der Bezug auf das Unbewusste; dem Patienten wird eine bestimmte Verhaltens- oder Erlebensweise mit Bezug auf das dynamische Unbewusste „erklärt", das ist gedeutet.

„Als Sie nach dem Erzählen des Traums sofort das Thema wechselten, fürchteten Sie, ich könnte etwas für Sie Unangenehmes sagen. Diese Befürchtung ließ Ihnen den Traum so unwichtig und die Begebenheit mit Ihrer Freundin so wichtig erscheinen." (Abwehrdeutung, noch nicht inhaltlich)

„Sie wechselten nach dem Erzählen des Traums sofort das Thema, weil Sie eigentlich fürchteten, dass Ihr Ärger und Ihre Wut, die Sie dem siegreichen Rivalen gegenüber verspürten, hier deutlich werden könnten. Ich habe den Eindruck, dass es um diese unangenehmen Affekte geht." (Inhaltsdeutung mit Benennung des Abgewehrten)

„Es ist Ihnen ja eher unangenehm, wenn ich auf die Beziehung zwischen uns beiden zu sprechen komme. Aber könnte es sich nicht so verhalten, dass Ihr Ärger und Ihre Wut, die Sie dem siegreichen Rivalen gegenüber verspürten, doch etwas mit Ihren Empfindungen mir gegenüber zu tun haben?" (Übertragungsdeutung)

Das **Durcharbeiten** ist bei Greenson die vierte Interventionstechnik. Die vorausgehenden Interventionsformen gehen dabei unterschiedlich ein. Fenichel (1941, S. 78f) verstand unter Durcharbeiten – etwas abweichend von Freud – „den Vorgang, der erfordert, dem Patienten den gleichen Sachverhalt wieder und immer wieder zu zeigen, zu unterschiedlichen Zeiten und in verschiedenen Zusammenhängen". Man kann sich an dieser praxisnahen Beschreibung ganz gut orientieren.

Die Bedeutung von **Konstruktionen**, vor allem in der Form von biografischen Rekonstruktionen, ist umso geringer, je kürzer die Behandlung ist. Bei längeren Therapien, vor allem in Psychoanalysen, spielen sie eine bedeutsame Rolle. Für die innere Sinngebung ist die Frage „Wie war das wirklich?" vielen Menschen unverzichtbar. Die Konstruktion muss dann nicht immer den tatsächlichen Ereignissen entsprechen, sondern erfüllt oft nur die Bedingung einer subjektiven Wirklichkeit.

Es besteht keine Frage, dass in der zeitlimitierten Therapie die Häufigkeit von Deutungen gegenüber der Häufigkeit von Konfrontationen und Klärungen deutlich geringer ist. (Empirisch ist das von Connolly et al. [1998] für die SET nach Luborsky gezeigt worden.) Wenn der Patient erlebt, dass bei ihm ein Vorgang innerlich problematisch abläuft, bedarf es in vielen Fällen für eine Verhaltens- oder Erlebensänderung keinen Bezug mehr auf das Warum.

Die gleiche Hierarchie der Interventionstiefe findet sich in Fenichels (1941) **Dass-Wie-Warum-Was-Regel**. Sie bezieht sich explizit auf die Abwehr. Dem Patienten wird zuerst vermittelt, *dass* er abwehrt (Konfrontation), dann erfolgt die Aufklärung über das *Wie* (Konfrontation und Klärung), dann erst geht es in der Therapie um die Frage des *Warum* (Klärung, teilweise Deutung; oft ist hier die Vermeidung von Angst das zentrale Thema), und erst am Ende der Sequenz ist die Einführung des unbewussten *Was* zu sehen (Deutung mit Bezug auf verdrängte unbewusste Affekte, Wünsche, Impulse, Triebe). Üblicherweise wird in der zeitbegrenzten Behandlung mit den ersten drei Stufen der Regel gearbeitet. Deutungen sind ein mögliches Kann, aber kein dringliches Muss – ihr Gebrauch „vertieft" den Behandlungsprozess und bedarf deshalb besonderer Reflexion. Ob eher interpretative (Freud: deutende) oder eher supportive Interventionen zur Therapiewirkung beitragen, hängt offensichtlich von weiteren Variablen ab. So wurde deutlich, dass die Patienten mit höherer Qualität ihrer sozialen Objektbeziehungen (QOR, Quality of Object Relations) offensichtlich mehr von Deutungen und solche mit geringerer QOR hingegen mehr von supportiven Interventionen profitieren (Piper et al. 1998, 2001).

Es ist festzuhalten, dass das dynamische Unbewusste im Sinne Freuds erste Verstehensreferenz aller Verfahren bleibt, die sich von der Psychoanalyse ableiten. Aber es verhält sich zugleich so, dass bleibende Veränderungen in der Therapie auch ohne einen therapietechnischen Bezug auf das Unbewusste zu erzielen sind. Je mehr unbewusste Mechanismen in der Therapie bewusst werden, desto sicherer scheint der Behandlungserfolg. Es liegt aber beim Therapeuten, zu verstehen, wie viel expliziten Bezugs auf unbewusste Prozesse es im jeweiligen Falle bedarf, um stabile Verbesserungen zu erreichen.

3.6 Modifizierter Umgang mit dem Widerstand

Als Widerstand hat Freud die unbewusste Ablehnung der Therapie und der damit implizierten Veränderungen bezeichnet. Es geht um das Paradox, dass der Patient leidet, wegen dieses Leidens Hilfe sucht, sich aber dem Versuch, ihm zu helfen, „ungewollt gewollt" widersetzt („Das ist eine so sonderbare Tatsache, dass wir nicht viel Glauben für sie erwarten dürfen“, Freud 1917, S. 296). Die Konzeptualisierung des Umgangs mit Therapiewiderständen ist in der Psychoanalyse ausgearbeitet, da ja die vielfältigsten Verhaltensweisen in der Behandlung sich so verstehen lassen. Widerstände reichen von Intellektualisierung und Rationalisierung, ausgeprägtem Misstrauen bis hin zu den Affekten von Langeweile, Müdigkeit, Gereiztheit oder Verliebtheit. Oft ist auch das Setting selbst betroffen: Unpünktlichkeit, Ausfall von Stunden, erneute Grundsatzerörterungen, Erwägung von alternativen Therapien usw.

Widerstände von Anfang an wahrzunehmen ist eine ausgesprochene Stärke des dynamischen Ansatzes. Diese Stärke zeigt sich besonders in der Kurzzeitbehandlung. Sie verhindert, dass der Therapeut versucht, mit dem Patienten in der Therapie rational weiterzugehen, wenn er zugleich spürt, dass sich in diesem emotional etwas gegen die Behandlung sperrt.

K. König (1991) hat den Widerstand als die „Bremse“ bezeichnet, mit welcher der Patient das Tempo des Fortschreitens in der Therapie reguliert. Widerstand hat in diesem Verständnis auch eine bedeutsame und hilfreiche Funktion. Die Wertschätzung der Bremse an einem Auto oder an einem Fahrrad ist normalerweise auch hoch.
„Nehme ich richtig wahr, dass Sie Mühe haben, aufmerksam zu sein, wenn ich mit Ihnen den nächsten Therapieschritt besprechen will?“ (Konfrontation)

„Ist es für Sie wirklich hilfreich, wenn Sie nach jeder Sitzung Ihrem Mann deren Inhalt berichten (Konfrontation) *– so als ob Sie sich bestätigen lassen müssten, dass hier nichts Falsches geschieht?!“* (Konfrontation mit deutendem Anteil)

„Sie zeigen sehr viel Interesse für jedes Detail der Behandlung, was sicher vorteilhaft ist. Ich möchte vorschlagen, dass Sie jetzt erst einmal schauen, wie es in den ersten Sitzungen läuft, vielleicht ergeben sich da einige Antworten auf Ihre Fragen von alleine.“

In diesem letzten Beispiel wird ein ausgesprochen „weicher" Umgang mit Widerständen vorgeschlagen: Das Anliegen des Patienten wird positiv aufgenommen, zugleich wird ihm ein alternativer Umgang mit seinem Widerstand vorgeschlagen.
„Mir wird deutlich, dass Sie kritikfähig sind/dass es für Sie wichtig ist, immer die Kontrolle zu behalten/dass Sie andere Meinungen nicht einfach übernehmen – das ist fraglos eine Stärke. Manchmal stehen Sie sich damit vielleicht auch im Wege, wie Sie wohl schon selbst bemerkt haben. In der Therapie wird es also unsere Aufgabe sein, die Vorteile dieser Haltung für Sie zu wahren und die Nachteile zu begrenzen."

Eine solche bestätigende Annahme des Behandlungswiderstands hat sich als ausgesprochen produktiv erwiesen. Bildlich gesprochen kann man manche Widerstände auch umschiffen, indem man die Berechtigung der Einwände nicht in Frage stellt, die Beantwortung aber (ernsthaft) verschiebt.
„Wollen wir Ihre Überlegung erst einmal zurückstellen; wir können gern zu einem späteren Zeitpunkt darauf zurückkommen? Können Sie dem zustimmen?"

Wenn der Patient zu Recht spürt, dass er ernst genommen wird, dass nicht über ihn verfügt wird, entspannen sich manche Widerstände auch relativ rasch – andere können leider sehr hartnäckig bleiben und immer erneute Interventionen erfordern.

3.7 Modifizierter Umgang mit der Übertragung

Übertragung ist nach Greensons klassischer Definition ein „Wiedererleben der Vergangenheit, ein Missverständnis der Gegenwart in Begriffen der Vergangenheit" (1967, S. 28, Übs. d. A.). Innerhalb der therapeutischen Situation entstehen Gefühle und Haltungen gegenüber dem Therapeuten, die offensichtlich nicht von den aktuellen

Parametern bestimmt, sondern aus früheren Beziehungen auf den Therapeuten „übertragen“ werden. Es kann sich dabei um Misstrauen, die scheinbar sichere Antizipation von Enttäuschung, Gereiztheit, Idealisierung, Verliebtheit usw. handeln.

Die ihn völlig überraschende Entdeckung des Phänomens der Übertragung erfolgte bei Freud anfangs unter dem Aspekt des Widerstandes. Lebhafte Übertragungsgefühle des Patienten, die den Therapiefortschritt behinderten, wurden von ihm als „die stärkste Form des Widerstandes“ verstanden (1912, S. 366). In der Folge erfasste Freud den auch positiven Charakter zugewandter Übertragungsgefühle: Sie machen für den Patienten die Belastungen der Therapie aushaltbar (der Patient macht viel dem Therapeuten zuliebe), sie stabilisieren die therapeutische Beziehung und sind damit auch Vermittler des Erfolgs. Freud (1913, S. 473): „Das erste Ziel der Behandlung bleibt, (den Patienten) an die Kur und an die Person des Arztes zu attachieren.“ Das geschieht über das Zeigen „eines ernsten Interesses“, fährt Freud fort und warnt davor, von Anfang an „einen anderen Standpunkt einzunehmen als den der Einfühlung“ (S. 474). In der stärker strukturierten PDT entstehen durch diese Haltung sicher weniger Übertragungsprobleme als in der klassischen Psychoanalyse, die zu dieser besonderen Form von Missverständnissen – gewollt und gezielt – eher einlädt. Dennoch muss man Übertragung als ein ubiquitäres (und manchmal deletäres) Phänomen auffassen. Wir übertragen realistisch unbegründete Gefühle auf Freunde, Lehrer, Kollegen, Vorgesetzte, Partner und andere. Andere Personen einfach so wahrzunehmen, wie sie sind, fällt – die Annahme ist gut begründet – der Mehrzahl der Menschen eher schwer. Insofern haben wir auch in Kurztherapien mit Übertragungsgefühlen und Übertragungswiderständen zu rechnen.

Ein Übertragungswiderstand, der von Misstrauen oder feindseligen Gefühlen dominiert wird, ist auch für längere Therapieformen immer ein Problem – in den kürzeren Therapieverfahren ist er manchmal kaum überwindbar. Wechsel des Therapeuten und/oder der Methode sind hier die wegweisenden Schritte.

Aber auch heftige positive Übertragungsgefühle können die Behandlung erschweren, wie schon Freud erfahren hatte. Manchmal trägt eine bestätigende, aber zugleich sichernde Intervention zur Entlastung der emotionalen Situation bei.
„Sie haben mir von Ihren Enttäuschungen berichtet und von Ihrer Angst, überhaupt keine Gefühle der Zuwendung mehr haben zu können. Nun erleben Sie solche Gefühle sehr stark gegenüber meiner Person. Können Sie das nicht erst einmal positiv aufnehmen? Wir können unsere Zusammenarbeit auch wie eine Art Labor verstehen, in dem solche Empfindungen auftreten dürfen, wo man über sie sprechen kann und zugleich keine Gefahr besteht, dass Handlungen daraus werden – (bei Patienten mit Sinn für Humor:) *gewissermaßen ein Hochsicherheitslabor für Gefühle."*

Bei intensiven Übertragungsgefühlen aggressiver oder libidinöser Art ist bei den Interventionen eine **Skala abnehmender Distanzierung** möglich, mit der man „Druck aus der Beziehung" nehmen kann: Die Aussage *„Kann es sein, dass Sie jetzt eigentlich den Therapeuten meinen?"* ist weniger direkt als *„Dieser Ärger gilt jetzt wohl meiner Person"*, was wiederum dem Patienten immer noch mehr Abstand erlaubt als das direkte *„Sie haben auf mich offensichtlich eine ziemliche Wut"*. Keine dieser Formulierungen ist per se falsch, aber jede kann ohne ausreichende Passung zu Patient und Situation nachteilig sein.

Für die Psychodynamische Therapie gilt generell, dass die vorherrschende Übertragung dann nicht angesprochen wird, wenn eine produktive therapeutische Arbeit im Fortschritt ist. In Freuds (1913, S. 473) Worten: „Solange nun die Mitteilungen und Einfälle des Patienten ohne Stockungen erfolgen, lasse man das Thema der Übertragung unberührt." Übertragungsdeutungen haben in der PDT keinen höheren Wert als andere. Die Übertragung muss allerdings angesprochen werden, wenn sie den Therapiefortschritt behindert, wenn sie zum Übertragungswiderstand wird. Generell fokussiert insbesondere die SET von Luborsky auf die Arbeit an den Beziehungen. Dabei werden für die Therapie **Zentrale Beziehungskonfliktthemen** (ZBKT) formuliert. Luborsky geht von drei einfachen Gruppen von Beziehungskonfliktthemen aus:

- den vergangenen
- den gegenwärtigen
- den sich in der therapeutischen Situation manifestierenden

Es ist klar, dass bei der letzten Gruppe am ehesten Arbeit mit/in der Übertragung angesprochen ist; sie wird aber limitiert und fokussiert gehandhabt. Empirisch fanden sich in einer Analyse der Wirkfaktoren für PDT als Kurzbehandlung weniger Hinweise auf die Relevanz von Übertragungsdeutungen als vielmehr auf die allgemeine Fähigkeit des Therapeuten, einen psychodynamischen Zusammenhang zu erkennen und im interpersonellen Kontext zu interpretieren (Crits-Christoph u. Connolly 1999).

3.8 Modifizierter Umgang mit der Gegenübertragung

Ein wichtiger Parameter zur Entwicklung dynamischer Hypothesen über die Konflikte des Patienten ist die **Gegenübertragung.** Damit werden die Gefühle des Therapeuten bezeichnet, die oft in erstaunlicher Kongruenz zur unbewussten Übertragung des Patienten stehen. Das Konzept der Gegenübertragung ist – ähnlich dem der Übertragung – breiter und enger formuliert worden. Wenn man Gegenübertragung als die Gesamtheit aller Reaktionen des Therapeuten versteht, dann versteht sich von selbst, dass ihre Bedeutung indirekter ist, als wenn man sie als die spezifische Reaktion des Therapeuten auf die „Angebote" des Patienten sieht. Sandler et al. (1992) umreißen das Problem klar: Wenn man die eigene Gegenübertragung immer als (nur) durch den Patienten vermittelt sieht, dann gehen als Irrtumsmöglichkeit alle persönlichen Probleme des Therapeuten ein. Das führt dann zu therapeutischen Haltungen, in denen die Gegenübertragung des Therapeuten „überbedeutsam" wird. Die Wirklichkeit des Patienten kann auf diese Weise verfehlt werden, etwa weil die innere Wirklichkeit des Therapeuten eine ganz andere ist. Freud hat sehr angelegentlich wiederholt vor dem „blinden Fleck des Analytikers“ gewarnt. Ein Spiegel kann nur so exakt sein, wie seine Verzerrungsfreiheit es zulässt. Ich empfehle schon aus diesem Grunde für die PDT eindeutig das weitere Verständnis von Gegenübertragung.

Die Gegenübertragung dient der **Hypothesenbildung**, und die Hypothesen selbst müssen an der Realität des Patienten geprüft werden. Deshalb wird die Gegenübertragung auch nicht geäußert. Das macht einen entscheidenden Unterschied beispielsweise zu „erlebnisorientierten“ Therapieverfahren aus, in denen die Patienten manchmal direkt für die Stimmung des Therapeuten verantwortlich gemacht werden (beliebtes Team-Stereotyp in der stationären Therapie: „Wir streiten uns ständig – es muss ein Borderline-Patient auf der Station sein!“). Patienten berichten auch aus Einzeltherapien zu solcher Praxis Erstaunliches. Nur in Ausnahmefällen kann eine Offenlegung der eigenen Gegenübertragung therapeutisch hilfreich sein, etwa bei stark projizierenden Patienten. Dies sind aber definierte Ausnahmefälle.

Dennoch kann man sehr wohl eigene Befindlichkeit in korrekte Interventionen einfügen, was bei Angstpatienten oft sinnvoll scheint. Wenn in einer Sitzung unerwartet auch der Therapeut Angstgefühle bei sich wahrnimmt (was gerade bei Patienten mit schweren Ängsten nicht selten der Fall ist), dann wäre eine direkte Äußerung dieser Ängste ein Kunstfehler. Dem Behandler ginge es besser, das Problem würde aber auf den Patienten verschoben.

Ein alternatives Beispiel:

„Wenn ich Ihnen zuhöre, kann ich Ihre Beunruhigung durch die Ängste unmittelbar nachvollziehen/spüre ich richtig Ihre Angst, die Kontrolle zu verlieren.“

Hier erfährt der Patient, dass seine Ängste nicht außerhalb aller menschlichen Erfahrung liegen, was ihn per se entlastet. Daher fragen viele Patienten auch direkt, ob der Therapeut solche Ängste wie die ihren überhaupt kenne oder sie auch selbst erlebt habe.

Eine mögliche Antwort wäre:

„Ich glaube nicht, dass es einen Menschen gibt, der nicht wüsste, was ein Angstanfall ist. Ich jedenfalls weiß das. Ihr Problem besteht für mich auch nicht darin, dass Sie Ängste haben – die finden sich bei allen

Menschen –, sondern dass Sie offensichtlich zu viel davon haben/dass Sie diese nicht kontrollieren können.“

Die erforderliche **Transparenz** der Behandlung kann reflektierte und dosierte Mitteilungen des Therapeuten über seine Handlungsmotive notwendig machen (König 2005). Diese können aus dem allgemeinen Regelwerk der Therapie erwachsen, aber eben auch aus der Gegenübertragung, wenn der Therapeut sich beispielsweise Sorgen um den Patienten macht. Erwächst aus der Sorge des Therapeuten dann eine therapeutische Präskription (ein Verbot), ist nicht selten ein kontrolliertes Aussprechen dieses Bereichs der Gegenübertragung hilfreich.[7] Um bei diesem Beispiel zu bleiben: Nur wenn der Patient den Grund für die „Strenge“ des Therapeuten in der Präskription nachvollziehen kann, kann er mit der Anweisung produktiv umgehen. Das therapeutische Handeln sollte an keiner Stelle beliebig oder willkürlich erscheinen.

3.9 Arbeitsbündnis

Die bei Luborsky in seiner Konzeption für den Behandlungserfolg hochgeschätzte Etablierung einer **Therapeutischen Allianz** („therapeutic alliance“, Greenson; im Deutschen meist „Arbeitsbündnis“ oder „Therapiepakt“) scheint einfach, ist es aber nicht. Übertragungsgefühle können sich hier mit realistischen Erwartungen und Vertrauen auf das therapeutische Bündnis verbinden. Das Wichtigste ist aber, dass es zur Ausbildung einer solchen arbeitsfähigen Allianz kommt. Ihre Wirkung auf den Behandlungserfolg ist sicher unspezifisch, aber empirisch gut belegt (z.B. Luborsky et al. 1985; Crits-Christoph u. Connolly 1999). Je mehr sich sachbezogene Erwartungen und je weniger sich (übertragungsbezogene) Ver-

7 Das erwähnte Buch von K. König (2005) über Abstinenz, Neutralität und Transparenz in der PDT ist in der Ausführung dieser Fragen ausgesprochen hilfreich.

kennungen manifestieren, desto eher kann von einer verlässlichen therapeutischen Beziehung auf einen guten Behandlungserfolg geschlossen werden.

Greenson (1967) hat das dialektische Verhältnis von Übertragungsbeziehung und Arbeitsbündnis betont: Das Arbeitsbündnis ist Ausdruck der gesunden Anteile des Patienten, es ist die Basis, die Tag-für-Tag-Voraussetzung für die therapeutische Arbeit. Die Übertragungsbeziehung hingegen ist das irrationale Element der Beziehung von Patient und Therapeut. Ihr Wert liegt im Verständnis und in der Eröffnung von Zugängen zu den unbewussten Konflikten des Patienten. Wenn die eine Art von Beziehung vorherrscht, tritt die andere zurück. In der PDT erfolgt eine **Akzentuierung der Chancen**, die über ein **intaktes Arbeitsbündnis** vermittelt werden – zu Ungunsten der möglichen Gewinne aus der Arbeit mit einer entwickelten „Übertragungsneurose". Übertragungsneurose ist der klassische Begriff, mit dem die Entwicklung und Re-Inszenierung der Neurose des Patienten in der therapeutischen Übertragung bezeichnet wird. Es handelt sich dabei, genau genommen, um ein Artefakt der Behandlung.

3.10 Therapieende und Sitzungen in der Nachbetreuung

Zuständig für die Strukturierung und Limitierung der Behandlung ist der Therapeut. Manuale stellen für ihn bei dieser oft anstrengenden Aufgabe die wichtigste Stütze dar. Das Therapieende schließlich muss jederzeit „mitgedacht" werden; das ist die vielleicht wichtigste Aufgabe des Therapeuten in diesem Bereich.

Innerhalb der Behandlung spielen **Bilanzierungssitzungen** eine bedeutsame Rolle. Hierbei nimmt man am besten Bezug auf die vorbestehenden Therapieziele. Deren frühere Festlegung entfaltet in diesen Bilanzierungen ihren eigentlichen Wert.

„Wir haben jetzt 15/25/50 Stunden miteinander gearbeitet und sollten heute die Gelegenheit zu einem Rückblick nutzen. Mögen Sie ein-

mal ausführen, wo Sie heute stehen, was sich geändert hat und was nicht?"

Die Tatsache solcher Sitzungen ist sinnvollerweise bereits in den **Therapievorgesprächen** und dann jeweils eine Stunde vor dem Bilanzierungstermin anzukündigen.
„In der nächsten Sitzung sollten wir, wie ich schon zu Beginn vorschlug, einmal zurückschauen und gemeinsam überlegen, wo Sie jetzt in der Therapie stehen."

Ein Teil der Patienten ist für die Aufforderung zur Bilanz dankbar, andere reagieren fast ungehalten. Manche Patienten meinen dann auch, dem Therapeuten zuliebe von vielen „Fortschritten" berichten zu müssen, was wiederum angesprochen werden muss.
„Sie berichten mir ja viele Erfolge. Das ist sehr freundlich von Ihnen, aber es geht hier definitiv um Ihren Fortschritt und nicht um meine Zufriedenheit mit dem Stand der Dinge."

Verantwortlich ist der Therapeut auch für den wiederholt vorzunehmenden **Bezug auf das Therapieende.** Spürt man in der Gegenübertragung Hemmungen, das auszusprechen, dann ist dies oft ein Hinweis auf eine entsprechende Angst des Patienten. Das Unbewusste ist von seiner Struktur her zeitlos, auch wenn bewusst die Begrenzung der Behandlung akzeptiert wurde. Das Ansprechen des Therapieendes schlägt in die Unendlichkeit einen Pflock für die Zeitskala ein. Patienten, die von Anfang an „allem Abschied voran" sind (R. M. Rilke), ist jedoch nach meiner Erfahrung ausgesprochen schwer zu helfen. In ihrem Bemühen, den drohenden Trennungsschmerz durch ständige Antizipation zu kontrollieren, lassen sie sich nur begrenzt auf den therapeutischen Prozess ein und profitieren faktisch weniger. Hier muss die Intervention fast gegenläufig erfolgen, und ihr unablässiges Antizipieren des Abschieds ist entsprechend zu interpretieren.

Trennungen sind für die meisten Menschen emotional unangenehm. Bei manchen Patienten wird das Erlebnis des Alleinseins regelhaft mit dem des Verlassenseins assoziiert. Das Beenden der Behandlung bedeutet für sie, vom Therapeuten im Stich gelassen zu werden. Einen auf diese Weise negativ oder als bedrohlich erlebten Abschluss der Therapie kann man nur verhindern, wenn man gezielt auf die persönliche Kompetenz verweist, das Therapieende kontinuierlich – und sei es nur in einem Nebensatz – antizipiert und dem Patienten gegenüber keine infantilisierenden Versicherungen abgibt (z. B.: „*Sie können mich zu jeder Zeit auf dem Mobiltelefon erreichen*"), was operant die Abhängigkeit verstärkt. Fast alle meine Patienten konnten mich telefonisch erreichen, wenn ich zu Hause war – wenige haben dieses Angebot genutzt. Da ich kein Mobiltelefon besitze, entfiel für mich ein Problem, das heute viele Therapeuten zu belasten scheint. Für eine jüngere Generation von Patienten (und Therapeuten), die oft ohne echten Anlass mit jedwedem telefoniert, scheint es auf den ersten Blick schwierig, die Therapiesituation davon auszunehmen. Das sollte aber des besseren Erfolgs wegen geschehen. Nur wer schwach ist, braucht ständige Verfügbarkeit des Helfers.

Das Ende der Behandlung erfolgt protrahiert. Bei Kurztherapien werden die beiden letzten Sitzungen als **Nachfolgetermine** (Boostersessions) arrangiert, gewöhnlich 4 und 8 Wochen nach der Behandlung. Hier kann noch einmal rekapituliert, versichert, zurückgeblickt werden. Eine Therapie ist auch für Patient und Therapeut leichter mit einem Ausblick auf weitere Termine abzuschließen. Bei mittelfristigen Behandlungen kann man 5 bis 6 Termine auf diese Weise über das letzte halbe Jahr verteilen. Die Produktivität dieses Vorgehens für die Behandlung ist absolut überzeugend. Manche Patienten wollen versichert bekommen, dass sie sich „jederzeit" wieder an den Behandler wenden können. Man sollte solchen Wünschen nicht naiv zustimmen. Eine Versicherung im gewünschten Sinne verdeutlicht zugleich, dass auch der Therapeut nicht an den Behandlungserfolg glaubt; also eine Form negativer Verstärkung. Ich bin damit meist so umgegangen, dass ich dem Sinne nach freundlich sage: „*Sie wissen, wie ich zu erreichen bin. Alles Gute für Sie!*" Damit wird die Sorge akzeptiert, die Notwendigkeit der Anfrage relativiert und die Aktivität dem Patienten zugewiesen. Wenn er nicht begriffen hat, dass der Therapeut zur Hilfe bereit ist, wenn es ihm wieder schlechter gehen sollte, wird ihm auch die Versicherung nichts nützen bzw. nur die Wirkung eines magischen Amuletts haben.

Nicht selten sind später tatsächlich **weitere Therapiesitzungen** notwendig, sinnvoll und indiziert. Es gibt keinerlei Hinweise darauf, dass Angststörungen, genau wie andere Symptome auch, durch eine Psychotherapie „ein für allemal" erledigt werden können. Umso erstaunlicher ist, dass dies sogar eher oft der Fall zu sein scheint. Treten aber verstärkt alte oder neue Symptome auf, dann ist eine **Nachbehandlung** das Mittel der Wahl. Diese sollte in der Regel eine Kurztherapie sein. Ein Patient, der gelernt hat, psychotherapeutisch zu arbeiten, wird meist schon von wenigen Sitzungen profitieren. Eine solche Form der Nachbehandlung hat viel mit „Auffrischung" verlorener Bewältigungsmechanismen zu tun oder mit der gemeinsamen Entwicklung besserer neuer. Entsprechend sollten die Therapieziele dann formuliert werden. Wenn die erste Psychotherapie gut verlaufen ist, ist – wenn möglich – die erneute Behandlung beim selben Therapeuten die beste Lösung. Arbeitsbündnis und Beziehung etablieren sich dann rasch wieder. Erweist sich die vorausgegangene Behandlung als wenig befriedigend, ist ein Wechsel des Therapeuten sinnvoller.

4 Grundzüge der PDT von Angststörungen

Die Elemente der PDT sind oben bereits vorgestellt worden. An dieser Stelle erfolgt eine Zusammenfassung der wichtigsten Punkte mit Zentrierung des therapeutischen Anspruchs auf die Rückbildung der Leitsymptomatik Angst (mod. nach Hoffmann u. Bassler 1995a, 1995b).

4.1 Grundkonzept fokaler psychodynamischer Angsttherapie

Wesentliches Therapieziel ist das **Auflösen der assoziativen Verkoppelung** von angstauslösenden Reizen und pathogen weiterführenden, angstverursachenden und -erhaltenden Vorstellungen bewusster und unbewusster Art. Robert Waelder (1963) meinte, es seien drei Fragestellungen, die der Therapeut für die Behandlung verstehen müsste. Für die PDT von Angststörungen scheinen sie geradezu spezifisch:

- Wovor hat der Patient Angst?
- Wenn er Angst hat, was macht er dann?
- Was sind die Wünsche des Patienten?

4.2 Voraussetzungen erfolgreicher psychodynamischer Angsttherapie

- Kenntnis der angstauslösenden körperlichen, psychischen und sozialen Reize (vom Patienten direkt zu erfahren)

- Kenntnis ihres „assoziativen“ Umfeldes bzw. der Verknüpfung mit unbewussten Konflikten (beides entwickelt sich meist im ersten Drittel der Behandlung)
- Kenntnis der pathologischen (d.h. die Krankheit erhaltenden) Angstabwehr, vor allem des Verstärkungs- und des Vermeidungsverhaltens (verdeutlicht sich spätestens im Hauptabschnitt der Behandlung beim Durcharbeiten)
- Konzeptbildung hinsichtlich der strukturellen und der konflikthaften Anteile in der Erkrankung (sollte am Beginn nach den Vorgesprächen möglich sein)

4.3 Allgemeine Therapieziele

- Ich-Stärkung zur Verbesserung der Angstbewältigung
- Verinnerlichung eines steuerndes Objekts („gyroskopische Funktion“ nach K. König)
- Klärung der angstauslösenden unbewussten Assoziationen
  „Es sieht bisher so aus, als ob dieser ganz bestimmte Typ von Personen/diese Art von Situationen bei Ihnen fest mit der Vorstellung von etwas Angstmachendem verbunden sind.“

- Klärung der angstverursachenden Konflikte und Defizite, meist in einer Reihe von Interventionen
  „Erst fühlen Sie sich erniedrigt, erleben Gefühle von Ohnmacht, dann kommt Ärger darüber auf, und der Ärger scheint dann Ängste und Befürchtungen auszulösen.“ (konfliktzentrierte Intervention)

  „Sie fühlen sich erniedrigt, das Gefühl von Schwäche wird noch stärker, Ohnmachtsgefühle kommen hinzu, die Angst findet eine scheinbar begründete Basis sich auszubreiten. Könnte man das so sehen?“ (strukturbezogene Intervention)

- Schaffung eines subjektiven Sinngefüges
  „Eigentlich ist es ja nicht überraschend, dass Sie mit Ihrem so strengen Gewissen gerade dann mit Angst reagieren, wenn ärgerliche oder gar wütende Gefühle auftauchen. Da scheint fast eine Art innerer Logik, auch wenn sie unangenehm ist."

- Letztlich bedeutet eine solche Änderung der Sicht eine Revision des Selbstkonzeptes
  (Fortsetzung der vorangehenden Intervention)
  „Es geht bei Ihnen offensichtlich auch darum, dass Sie das Gereizte, Ärgerliche und Wütende in sich akzeptieren und nicht panisch vor sich selbst davon laufen. Etwas Aggressives zu fühlen heißt ja nicht, es auch zu tun/in Handlungen zu realisieren!"

  Oder, bei anders gelagerter Dynamik: *„Vielleicht geht es bei Ihnen in erster Linie darum, dass Sie die Bereitschaft zur Angst weder als beschämend noch als Schwäche wahrnehmen, sondern als etwas, was auch zu Ihnen gehört."*

  Oder: *„Wegen der Ängste haben Sie in Ihrem bisherigen Leben vieles ausgelassen. Wenn Sie künftig mehr zuließen, dann könnte es sein, dass auch die Ängste ansteigen, aber Sie könnten auf der anderen Seite auch viel mehr erleben. Und dann sinken die Ängste eher ab."*

4.4 Therapieprinzipien

Allgemeine Ebene

- Der Patient muss sich immer in der Therapie orientieren können.
- Der Patient soll bestätigt und ermutigt werden.

- Wenn der Patient verzagt und resigniert, ist er auf das zu verweisen, was er kann und bereits (auch und gerade in der Therapie) geleistet hat (Rückwendung des Blicks).
- Wichtig ist die Förderung der Verinnerlichung des therapierenden Prinzips, das heißt der Art und Weise der Problembehandlung und -lösung durch den Therapeuten (Kompassfunktion nach K. König).
- Weiter von Bedeutung ist die Förderung der Entwicklung alternativer Konfliktlösungsstrategien.
- PDT ist keine Traumatherapie und keine Therapie zur Aufarbeitung ausgedehnter biografischer Fehlentwicklungen.

Symptombezogene Ebene

- Aufforderung zur selbst gesteuerten Angstkonfrontation (Freud 1919) bei allen Phobien
- Analyse der angstauslösenden Assoziationen und ihrer Verbindung mit unbewussten Vorstellungen, wann immer möglich im sozialen Zusammenhang
- Beachtung der möglichen unbewussten Attraktion durch die Angst („Angstlust")
- Bedeutung der enterozeptiven Rückkoppelung
  „Wenn Sie wahrnehmen, dass Ihr Herzschlag schneller wird, steigt auch die Angst sofort an. Das ist offensichtlich gekoppelt. Gleiches gilt für das schnelle Atmen, das Schwitzen und andere Kopererscheinungen. Wir wissen heute sehr gut, dass das ursprünglich einmal sinnvolle Reaktionen des Körpers waren, um ihm rasche Flucht zu ermöglichen. Im Büro sind es aber nur noch bedrohliche Signale für Sie. Deswegen reagieren Sie so, als ob Sie tatsächlich bedroht wären."

- Realitätskonfrontation (Ausfantasieren der Katastrophe): Der Therapeut fordert hier den Patienten auf, die fantasiert bedrohliche Situation bis zum Ende weiterzudenken *(„Und was passiert dann? Und dann?")*. Tatsächlich passiert objektiv ja nichts Schlimmes, was der Mensch nicht bewältigen könnte.

- Bedeutung der pathogenen Potenz der Abwehr, vor allem des Vermeidungsverhaltens

Ebene der therapeutischen Beziehung

- Ein vertrauensvolles und zu gemeinsamer Arbeit bereites Therapiebündnis (Therapeutische Allianz) ist Basis auch und gerade der Behandlung von Angstpatienten.
- Wenn möglich, sollte interpretativ eine Verbindung zwischen dem zentralen Beziehungskonflikt („core relation conflict", L. Luborsky) und der Angstentstehung aufgezeigt werden.
- Averbales (und ggf. verbales) Identifizierungsangebot durch den Therapeuten (statt symptomverstärkenden Trostes): Identifizierung bezieht sich hier auf die Person und Methode des Therapeuten. Funktion des „Hilfs-Ichs".
- Die eigentliche Übertragung sollte angesprochen werden, wenn ein konkreter Therapiefortschritt dadurch zu erwarten ist oder ein deutlicher Widerstand dies erfordert.

Ebene der „impulshaften Konflikte"

- Herausarbeitung der pathogenen Strategien zur Konfliktlösung
- dezidierte (und benannte) Entwicklung alternativer Konfliktlösungen
- meist nützlich: Verbalisierung von impulshaften Konflikten, die pathologische Angst auslösen; Ausnahme: weitgehende Ich-Schwäche
- keine Verbalisierung von sehr destruktiven Impulsen (z.B. Todeswünsche), die per se Angst konstituieren; Grenzen der Fokaltherapie!

4.5 Therapieschritte

Einleitung

- ausführliche Erhebung der Symptomatik und Analyse der Angstauslösung
- ausführliche Information des Patienten über die Art der Störung, den physiologischen Hintergrund der Symptomatik, den Naturverlauf der Störung
- ausführliche Information über die Art der Therapie (kurze bis mittelfristige Therapie mit Fokussierung auf Angstentstehung und -behandlung) und die Heilungsaussichten
- Festlegung gemeinsam erarbeiteter Therapieziele

Durchführung

- Klärung der Beziehung von Angstauslösung und zugrunde liegenden unbewussten Konflikten oder Defiziten
- Entwicklung eines Konsenses über die herrschenden Ängste (Symptomatik) als Ausdruck eines verfehlten Bewältigungsversuchs unverarbeiteter Konflikte oder Defizite (Sinngebung)
- (partielle) Aufdeckung und Bearbeitung der mit der Angst assoziativ verbundenen Vorstellungen und Konflikte

Therapeut-Patient-Beziehung

- Der Patient muss sich jederzeit als Partner in der Therapie fühlen.
- In der Beziehung nimmt der Therapeut seine Expertise an (sonst ist der Patient an der falschen Adresse), vermittelt aber zugleich dem Patienten, dass dieser es ist, der selbst bestimmt, was er an Entwicklung zulässt, und damit den Therapieausgang wesentlich mitentscheidet.
- Je kürzer die Therapie, desto höher ist die Strukturierung.

- Es finden Bilanzierungssitzungen statt, die vorher angekündigt werden.

Ende

- Das Therapieende ist geplant, angekündigt, und an seine Realität wird innerhalb der Behandlung wiederholt erinnert.
- Die besondere angstauslösende Qualität von Trennungen muss – dem Problem des Patienten entsprechend – im Auge behalten werden.
- Bei Verzagen des Patienten, ob er es denn wirklich „allein schafft", erfolgt realitätsbezogene Ermutigung und Lenkung von dessen Blick auf das bereits Erreichte und Bewältigte.
- Bei 30 Therapiesitzungen werden die letzten 3 als Nachsorgetermine im Abstand von Wochen oder Monaten durchgeführt.

4.6 Symptomorientierte Ansätze in der PDT

In den nachstehenden Kapiteln geht es um symptomorientierte Ansätze zur Psychodynamischen Kurztherapie (PDKT) bestimmter Angststörungen; konkret liegt die Betonung auf der Behandlung Sozialer Ängste, Generalisierter Ängste und Panikstörungen. Der Gedanke eines symptomzentrierten Vorgehens ist für die Psychoanalyse und damit auch für die aus ihr entwickelte PDT erst einmal fremd, weil das Grundverständnis immer von der Pathogenese ausgeht, während das Symptom gewissermaßen als der letzte, fast zu vernachlässigende Ausdruck der Störung gesehen wird. Das hat zu nachhaltiger Missachtung der Symptomebene geführt, die den Patienten ja erst einmal in die Therapie führt. Patienten, die von ihren Ängsten geschüttelt wurden, trafen auf Therapeuten, die der Ansicht waren, dass es auf diese Symptome gar nicht ankomme. Das muss vom Konzept her nicht falsch sein, erschwert aber den Zugang zum

Patienten erheblich. Es gibt hingegen gute Argumente dafür, der Symptomatik mehr Aufmerksamkeit zu erweisen und sich in der PDT über Strecken auch an ihr zu orientieren.

Ein erster Vorteil der Symptomzentrierung in der PDKT ist, dass sie den Erwartungen des Patienten hinsichtlich der Bedeutung der Symptomatik entspricht: Das ist nicht alles, aber schon eine ganze Menge.

Dann ist an die oft bestehende Chronifizierung zu denken. Die Patienten versuchen in der Regel längere Zeit die Symptome allein in den Griff zu bekommen – und viele sind dabei so erfolgreich, dass sie wegen dieses Problems nie einer Therapie bedürfen. Bei den schlechteren Verläufen „inkrustieren" die Symptome, werden Teil des Lebensarrangements und führen günstigenfalls dann doch in eine Therapie. Diese Patienten sind ausgesprochen auf die Symptomatik fixiert – sie in der Behandlung für irrelevant zu erklären, wäre ein Kunstfehler. Die Patienten müssen in der Behandlung aktiv lernen, Teile ihres dysfunktionalen Verhaltens wieder aufzugeben und bessere Problemlösungen zu entwickeln. Die Beschäftigung allein mit der Pathogenese wird hier kaum weiterhelfen. Man muss diese beiden Prozesse aber als gleichermaßen notwendig sehen.

Zur individuellen Problemlösung bei Generalisierten Ängsten führen meist unterscheidbar andere Wege als bei der Agoraphobie, den Sozialen Ängsten oder der Panikstörung. Das heißt, dass es auch in der Pathogenese bereits Unterschiede gibt. Auch wenn die Unterscheidungen auf der Symptomebene kaum die Bedeutung haben, die ihnen die modernen diagnostischen Glossare scheingenau zuweisen – es nutzt dem Patienten sicher, wenn der Therapeut in seinem Kopf auf differenzierende Konzepte zurückgreifen kann, die für einzelne Formen von Angststörungen akzentuiert sind. Freud hat das schon 1919 so gesehen.

Schließlich profitiert der Patient auch von der höheren Ökonomie ausgearbeiteter Kurztherapien. Das ist nicht das entscheidende, aber aus der Sicht des Betroffenen doch ein wichtiges Argument. Für ihn zählt die raschere Symptomentlastung viel. Dass die Krankenkassen davon auch profitieren, ist für die Volkswirtschaft erfreulich, steht in meinen Überlegungen aber deutlich in der zweiten Linie. „Wann immer ein therapeutischer Erfolg mit geringerem Aufwand zu erreichen ist, sollte der größere besser vermieden werden." Diese 60 Jahre alte Empfehlung stammt nicht von einem Vertreter des Gesundheitswesens, sondern von Otto Fenichel (1945, S. 577, Übs. d. A.), einem der ernsthaftesten Schüler Freuds.

5 Manualisierte PDKT für Soziale Ängste

5.1 Psychodynamisches Verständnis

Spezifische Merkmale

Die Soziale Phobie ist eine chronische und beeinträchtigende Angst vor sozialen Interaktionen, in denen die Patienten eine negative Bewertung durch andere befürchten (Lépine u. Pélissolo 2000). Im Kern geht es um eine Angst vor sozialen Situationen mit definierten Beziehungen, weniger in größeren Gruppen. Eine gravierende Soziale Phobie ist die Angst vor dem anderen Geschlecht, teilweise mit schwersten Kontakthemmungen. Als Phobie ist die Störung zum einen durch die Ängste, zum anderen durch die aus ihnen resultierenden Vermeidungen bestimmt.

Als **Subtypen** werden heute die folgenden angenommen:

- quantitative Unterscheidung
  - umschriebener Typ
  - generalisierender Typ (> 3 Situationen)
- qualitative Unterscheidung
  - Leistungssituationen („performances"): Handlungen, die öffentlich absolviert werden müssen, wie Essen, Trinken, Reden, Schreiben, Toilettenbesuch u.a.
  - soziale Interaktionen („social interactions"): mit Fremden sprechen, Kontakte zum anderen Geschlecht, Interaktion mit Autoritätspersonen u.a.

Wie schon ausgeführt, ist die PDT immer, und wenn nur als Hintergrundvorstellung des Behandlers, mit einem Versuch verbunden, Entstehung und Struktur der Ängste nachzuvollziehen und idealerweise zu revidieren. Während es eine psychodynamische Konzep-

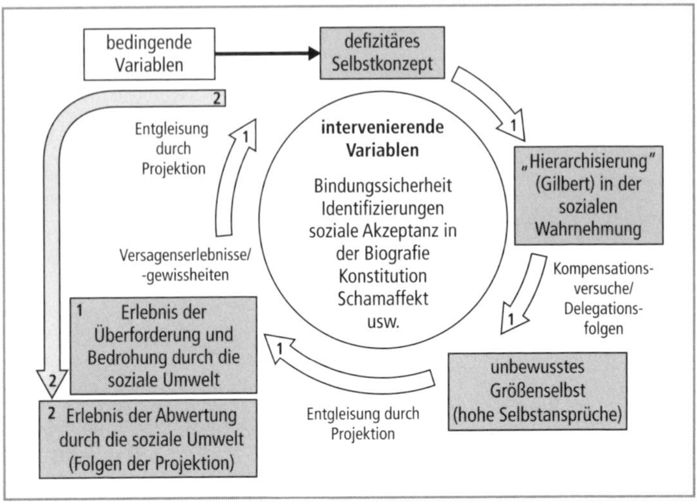

Abb. 5-1: Die Psychodynamik der Sozialen Ängste (Synopsis)

tion von Panikstörungen (s. Shear et al. 1993) und Phobien (s. Hoffmann 1999) gibt, sind die Sozialen Ängste kaum bearbeitet. Deshalb wird hier die **Psychodynamik der Sozialen Ängste** „in einer Nussschale" vorgestellt.[1] Sie geht von einer strukturellen (d.h. dynamisch stabilen) Selbstwertproblematik aus. Diese wird durch überhöhte Selbstansprüche zu kompensieren versucht. Dieser Entlastungsansatz dekompensiert dann durch Projektion (Vorstellung/Erleben, dass die Ansprüche von den anderen ausgehen). Eine zweite dynamische Linie läuft wahrscheinlich über verinnerlichte, ehemals soziale Ansprüche und vor allem Abwertungen, die ebenfalls projektiv abgewehrt werden und als das Erleben, von den anderen überfordert und missachtet zu werden, wiederkehren. Diese Prozesse erfahren durch zahlreiche Variablen eine Modifikation. Im Vordergrund steht der Affekt der **Scham**, der den eigentlichen Angstauslöser darstellt.

1 Ich folge dabei eigenen Vorarbeiten (Hoffmann 2002a, 2002b, 2003). Hilfreich waren mir dabei besonders die Beiträge von Gabbard (1992), Zerbe (1994) sowie Cloître und Shear (1995).

Seine Bedeutung für den Erhalt der Vermeidung kann kaum überschätzt werden. Der (oft fehlenden) Bindungssicherheit, den biografisch prägenden Erlebnissen individueller („Du kannst ohnehin nichts") oder gruppensozialer Art („Leute wie wir können sich doch da nicht sehen lassen") und den Schicksalen der Identifizierung (Identifizierung mit dem Aggressor oder mit sozial wenig wirksamen Modellen) kommt eine modifizierende Bedeutung zu (s. Abb. 5-1).

5.2 Grundzüge

Aus den Verständnisansätzen der Störungstheorie (s. Abschnitt 5.1) lassen sich die allgemeinen Vorgehensweisen in der PDT (s. Kap. 3) für die Behandlung der Sozialen Ängste anpassen. Sie kehren dann in ausführlicherer Form in dem Abschnitt über die Behandlung mit der Supportiv-Expressiven Therapie (SET) wieder (s. Abschnitt 5.3).

- Notwendig ist eine Therapievorbereitung, die dem Patienten Krankheitswert, Behandlungsbedürftigkeit, Therapieprobleme und Therapieaussichten aufweist.
- Die „affektive Vorbereitung" gilt einer nachhaltigen Bearbeitung der zentralen Rolle des Schamaffektes für die Aufrechterhaltung der Symptomatik. Dass der Patient ein zentrales Problem mit der Scham hat, wird früh eingeführt. Neckel (1998) sagt, dass es gerade das Schamerleben sei, das Unterschiede zu Werturteilen mache.
- Regelhaft bestehen eine unbewusste Überhöhung der Ansprüche an die eigene (soziale) Leistung und eine Projektion dieser überhöhten Ansprüche auf die soziale Umwelt. Ist dies der Fall, erhöhen sie die Erwartungsängste und die psychophysiologische Erregung nachhaltig. Aufdeckung und Bearbeitung solcher perfektionistischen Erwartungen führt in der Mehrzahl der Fälle zu einer überraschenden Entlastung.
- Die überhöhten Ansprüche an sich selbst werden auch auf den Behandler projiziert („der strenge Blick des Therapeuten", Wald-

vogel, pers. Mitteilung). Ein entspannter, gegebenenfalls humorvoller Umgang mit dem Ungenügen gegenüber den Erwartungen des Patienten und das freimütige Einräumen eigener Unvollkommenheiten erleichtern es dem Patienten, früh in der Behandlung mehr von seiner permanenten Selbstüberforderung wahrzunehmen. CAVE: Hohe Verletzlichkeit der Patienten!

- Der selbst gesteuerten Symptomexposition im Sinne Freuds „neuer Aktivität" (1919) kommt eine entscheidende Bedeutung zu. Sie ist in Freuds eigenen (und in der Folge nicht rezipierten) Worten eine *Conditio sine qua non* bei der Behandlung von Phobien.
- Durch den oft erheblichen sozialen Rückzug kann es zu weitgehenden Ich-Defiziten (vor allem aller sozialen Fertigkeiten) kommen. Ich-stützende Maßnahmen können hier unvermeidbar sein.
- Vor dem Hintergrund dieser Einschränkungen kann die Respektierung des Selbstverständnisses mit einem grundlegenden Defekt behaftet, das heißt beschädigt, kaputt, nicht heil, insuffizient, defizient usw. zu sein, das vielen Sozialphobikern eigen ist, kaum überschätzt werden. Der Umgang mit diesem gestörten Selbstbild erfordert in der Therapie in gleicher Weise empathische Einfühlung wie eine beharrlich und taktvoll konfrontierende Korrektur.
- Die Scham, die ein eminent sozialer Affekt ist, und die „Angst vor Erniedrigung" (Gedo 1991) werden sich mit Wahrscheinlichkeit in der therapeutischen Übertragungs-Gegenübertragungs-Konstellation re-inszenieren. Bedeutung von Erinnerungen!
- Durch die Kombination von Angst und Scham als nachhaltig symptomstabilisierende Affekte stellt die Soziale Phobie im Sinne des Leidens und der Tendenz zur progressiven Ich-Einschränkung eine der „schwersten" Unterformen phobischer Störungen dar.
- Eine initiale medikamentöse Behandlung mit Selektiven Serotonin-Wiederaufnahmehemmern (SSRI) könnte hier indizierter sein als bei anderen Formen von Angststörungen. Eine frühe Symptomentlastung stärkt das Vertrauen des Patienten in seine Selbstkontrolle (Menninger 1994).

Gerade bei der Behandlung Sozialer Phobien scheint die Kombination alternativer Therapieansätze dringend geraten (Gabbard 1992; Menninger 1994; Cloître u. Shear 1995; Zerbe 1994). Neben der Kombination mit einer psychopharmakologischen Behandlung wäre für die psychodynamischen Therapieansätze, parallel oder zeitversetzt, auch die Möglichkeit der Kombination mit einer Verhaltenstherapie zu erwägen, wobei die PDT bzw. PDKT an erster wie an zweiter Stelle stehen kann. Die CBT erreicht Verbesserungen von etwa 70%, der Gedanke liegt nahe, dass gerade durch Kombination alternativer Verfahren diese Marke zu erhöhen wäre.

5.3 Anpassung der SET an Soziale Angststörungen

Die Supportiv-Expressive Therapie (SET) nach Luborsky ist eine erprobte und vielfältig adaptierbare psychodynamische Kurztherapie. Ihre Wirksamkeit ist in einer Reihe von Studien bei unterschiedlichen Zielsymptomen empirisch gesichert (Leichsenring u. Leibing 2007). Das Manual, auf das hier Bezug genommen wird, ist eine Adaptation der SET für Bedürfnisse der Behandlung von Patienten mit Sozialen Ängsten (Leichsenring et al. 2007) und liegt bisher nur in englischer Sprache vor.

- Störungstheorie: Psychischen Symptomen liegen intrapsychische und interpersonelle Konflikte zugrunde.
- Diese nennt Luborsky Zentrale Beziehungskonflikte („core relation conflicts“). Sie lassen sich als Zentrale Beziehungskonfliktthemen (ZBKT) beschreiben.
- In der SET wird in der therapeutischen Arbeit auf diese Themen fokussiert.
- Für die SET ist eine Adaptation auf verschiedenste Symptombilder möglich (und erforderlich).
- Der Patient lernt, seine Symptome als Lösungsversuch seines zentralen Beziehungskonflikts zu verstehen.

Im Folgenden werden die Formen des Intervenierens in der SET, wie sie Luborsky selbst darstellt, angeführt.

Zwei Typen von supportiven Interventionen

Typ 1: Der Patient erlebt den Therapeuten als hilfreich und nimmt die Hilfe an.

- Vermittle dem Patienten durch Sprache und Verhalten die Unterstützung in seinem Bestreben, die Behandlungsziele zu erreichen
- Vermittle dem Patienten ein Gefühl von Verständnis und Akzeptanz
- Entwickle Sympathie für den Patienten
- Hilf dem Patienten dabei, notwendige Abwehrformen und Handlungen zu erhalten, die seine Lebenstüchtigkeit fördern
- Vermittle dem Patienten die realistisch zuversichtliche Einstellung, dass die Behandlungsziele wahrscheinlich zu erreichen sind
- Anerkenne bei geeigneter Gelegenheit, dass der Patient seinen Behandlungszielen schon näher gekommen ist
- Rege den Patienten dazu an, seine Gefühle und Gedanken im Zusammenhang mit bestimmten Themen auszudrücken

Typ 2: Therapeut und Patient arbeiten zusammen in dem gemeinsamen Bemühen, dem Patienten zu helfen.

- Fördere ein „Wir-Bündnis“
- Vermittle dem Patienten deine Achtung und Wertschätzung
- Vermittle dem Patienten Anerkennung für seine zunehmende Fähigkeit, die grundlegenden Elemente der Behandlung ähnlich wie der Therapeut zu benutzen
- Weise auf Erfahrungen hin, die Patient und Therapeut gemeinsam in der Therapie gemacht haben
- Beteilige dich an dem gemeinsamen Bemühen um Verständnis

Expressive Behandlungstechniken

Hier entwickelt Luborsky eine ausgearbeitete Technik des kreativen Voran- und Zurückgehens in Zuhören, Verstehen und Intervenieren, die hier nur sehr kursorisch referiert werden kann.

Das unvoreingenommene **Zuhören** hat noch am ehesten Ähnlichkeit mit Freuds „gleichschwebender Aufmerksamkeit". Dieses Zuhören verändert sich in der Qualität, wenn der Therapeut eine Arbeitshypothese gefunden hat und sie in der Folge überprüft.

Dieser Schritt markiert den Übergang zum **Verstehen**. Der Weg zu einem Verständnis des Zentralen Beziehungsthemas, um das es in der Arbeit ja gehen soll, ist durch klare Regeln bestimmt, durch welche die Intuitionen gelenkt werden:

- Verstehe die Symptome im Zusammenhang mit Beziehungen (da bei den Sozialen Angststörungen die Symptome unmittelbar mit Beziehungen bzw. Beziehungsaufnahmen zusammenhängen, ist diese Anforderung hier vergleichsweise leicht)
- Achte auf Gefühls- und Stimmungsschwankungen:
  - Formulierung des Zentralen Beziehungskonfliktthemas (ZBKT) in einer Sprache, die dicht an den Phänomenen ist („Immer wenn ich in diese Situation komme, dann passiert …")
  - Formulierung des Beziehungsthemas über die Methode des ZBKT, d.h. der Versuch, ein übergeordnetes Thema zu benennen und zu bearbeiten
- Beachte reihum jeden Bereich der Beziehungstriade. Diese Aufforderung gilt der Beobachtung, wie sich die ZBKT-Muster in den unterschiedlichen Beziehungsdimensionen des Patienten zeigen: in den gegenwärtigen Beziehungen; in den vergangenen Beziehungen (Biografie); in der Beziehung aktuell zum Therapeuten
- Blicke wiederholt mit dem Patienten zurück; dies kann das Verstehen erweitern und vertiefen
- Betrachte die Symptomatik als eine Form der Problemlösung oder als Bewältigungsversuch
- Achte darauf, wie der Patient das Verhalten des Therapeuten wahrnimmt

Bei den **Interventionsprinzipien** nennt Luborsky zwölf Linien der therapeutischen Äußerungen, die hier nur sehr verkürzt wiedergegeben werden können. (Zum Erlernen der SET als definite Methode sollte man – auch wegen des reichen klinischen Anschauungsmaterials – die Originalveröffentlichung hinzuziehen.)

- Die Intervention richtet sich auf einen oder mehrere Aspekte des ZBKT und gelegentlich auch auf die Symptomatik.
- Die Beachtung des ZBKT fördert und erleichtert das Durcharbeiten.
- Der Patient „prüft" die therapeutische Beziehung im Sinne seiner Übertragung.
- Die offene Ansprache der therapeutischen Beziehung ist für Patient und Therapeut gleich schwierig.
- Das immer erneute Zurückgreifen auf den Fokus des ZBKT in den Interventionen fördert die hilfreiche Beziehung und ein Gefühl für den Therapiefortschritt.
- Die Behandlungsziele erfordern ein individuelles Maß an Durcharbeiten und begleitender Einsicht.
- Der Vergleich der Mitteilungen von Patient und Therapeut (z.B. beim Behandlungsrückblick) validiert die therapeutischen Interventionen.
- Die zeitliche Abstimmung der Interventionen erfolgt nach ihrer Bewusstseinsnähe für den Patienten.
- Ausführlichkeit und Komplexität der Interventionen sollten möglichst gering sein.
- Deutende Interventionen sollten erst erfolgen, wenn der Therapeut sich seines Verständnisses sicher ist.
- Die zeitliche Abstimmung der Interventionen berücksichtigt die verbleibende Sitzungsdauer.
- Die Funktion der Gegenübertragung zeigt sich als förderndes und hemmendes Element in der Behandlung.

Nach erfolgter weitergehender Intervention geht der Therapeut wieder an den Anfang des Zirkels, das Zuhören, zurück. Das dient der Überprüfung der Richtigkeit der Intervention und der Entwicklung künftiger.

Die jeweilige Modifikation der SET auf eine bestimmte Störung hin beeinflusst natürlich die Art der ZBKT. Die drei **Komponenten des Zentralen Beziehungskonfliktthemas** (ZBKT) sind:

- ein Wunsch (W)
- eine Reaktion der sozialen Objekte auf diesen Wunsch (RO)
- eine Reaktion des Selbst auf die Reaktion der sozialen Objekte (RS)

Ein Beispiel für die Soziale Phobie

W: „Ich möchte von den anderen akzeptiert und geschätzt werden."
RO: „Die anderen halten nichts von mir."
RS: „Ich bin entsetzlich blamiert."

Spezifische Elemente für Patienten mit einer Sozialen Phobie

Prinzip 1: Informiere den Patienten am Beginn der Behandlung ausführlich über die Art seiner Erkrankung bezüglich der Leitsymptomatik (Luborsky).

Es geht dabei um eine unumgängliche kognitive Vorbereitung, die dem Patienten Krankheitswert, Behandlungsbedürftigkeit, Therapieprobleme und Therapieaussichten aufweist. Der Patient erhält so am Beginn der Therapie ein Rational seiner Krankheit, das ihm eine erste Orientierung ermöglicht. Diese Maßnahme ist bereits dadurch stützend, dass der Patient als erwachsenes Gegenüber angesprochen wird, was ein Grundprinzip der SET darstellt.

Prinzip 2: Sprich früh in der Behandlung (oder schon in der Diagnostik) den Affekt der Scham an, und weise ihm eine für die Störung entscheidende Bedeutung zu.

Diese „affektive Vorbereitung" gilt einer nachhaltigen Bewusstmachung der zentralen Rolle des Schamaffektes für die Aufrechterhaltung der Symptomatik. Die Scham ist der soziale Effekt par excellence: Angst, Schuld und Wut kann man allein für sich haben; zum Erleben von Scham gehört generell eine, wie im Einzelfall auch immer geartete, soziale Wirklichkeit – und bestehe sie nur in der Fantasie.

„Ein Großteil Ihrer Schwierigkeiten lässt sich leicht nachvollziehen, wenn man davon ausgeht, dass Ihre Hauptbefürchtung die vor einer Beschämung ist. Das ist ja auch eine besonders quälende Emotion. Sie tun offenbar alles, um ein Schamerlebnis zu vermeiden."

Zwei Formen des Schamaffekts herrschen vor und müssten differenziert angegangen werden:

- **Bewusste (offene) Scham:** Sie überwiegt bei den generalisierten Formen der Sozialen Phobie. Ihre Verbalisierung in der Therapie führt erst einmal zu einer Erleichterung des Patienten.
  „Wenn ich Ihnen so zuhöre, dann habe ich den Eindruck, dass Sie sich eigentlich furchtbar für Ihr vermeintliches Versagen, ja für die ganze Art, wie Sie sind, schämen. Das ist sicher sehr quälend."

- **Unbewusste (verdeckte) Scham:** Sie überwiegt bei den speziellen Formen der Sozialen Phobie. Ihre Verbalisierung in der Therapie führt zu Unwillen oder zu rationalisierender Abwehr. In diesem Fall sollte man die Möglichkeit des Bestehens von Scham ansprechen, aber keinesfalls auf dem Bestehen der Emotion insistieren!

Die Scham, die ein eminent sozialer Affekt ist, und die „Angst vor Erniedrigung" (Gedo 1991) werden sich mit Wahrscheinlichkeit in der therapeutischen Übertragungs-Gegenübertragungs-Konstellation re-inszenieren. Ist dies der Fall, so kann dann im genuinen Referenzfeld psychoanalytischer Therapie (Übertragungsbeziehung) in der therapeutischen Situation unmittelbar an aufrechterhaltenden Bedingungen der Störung gearbeitet werden. Die Übertragung des Patienten gestattet günstigenfalls eine In-vivo-Rekapitulation der Entwicklungsbedingungen, die einstmals zur Aktivierung der Hemmung im sozialen Verhalten geführt hatten (Gabbard 1992).

Stellt sich eine solche Übertragungssituation aber nicht ein, so sollte sie auch nicht „beschworen“ werden.

Prinzip 3: Konfrontiere den Patienten mit seinen unrealistisch überhöhten Ansprüchen an sich selbst und deren Zuschreibung (Projektion) an die anderen.

Regelhaft bestehen eine unbewusste **Überhöhung der Ansprüche** an die eigene (soziale) Leistung und die **Projektion** dieser überhöhten Ansprüche auf die soziale Umwelt. Ist dies der Fall, so erhöhen sich die Erwartungsängste und das psychophysiologische Arousal nachhaltig. Aufdeckung und Bearbeitung solcher perfektionistischer Erwartungen führen in der Mehrzahl der Fälle zu einer überraschenden Entlastung. Das Fokussieren erfolgt in zwei Schritten:

Die **Konfrontation** (Bewusstmachung) der überhöhten Ansprüche steht an erster Stelle.
„Kann es sein, dass Sie ziemlich perfektionistische Ansprüche an sich selbst haben? War das immer so bei Ihnen, dass Sie so viel von sich erwarten?“

Mit Bezug auf die früheren Beziehungen: *„Wer hat denn das früher in dieser Perfektion von Ihnen erwartet?“*

Der therapeutische Bezug auf die **Projektion** auf die sozialen anderen ist der zweite Schritt, erfolgt aber erst, wenn der Patient den überhöhten Anspruch klar bei sich wahrnimmt.
„Wir könnten Ihre Angst vor den Ansprüchen der anderen vielleicht so verstehen, dass Sie es eigentlich sind, der die Angst den anderen zuschreibt. Oft ist es doch so, dass die anderen gar kein Interesse an einem haben.“

„Allgemein ist es ja gar nicht so einfach zu unterscheiden, was die anderen und was man selbst meint/befürchtet/vermutet. Sind Sie schon einmal auf die Idee gekommen, dass Sie Ihren eigenen Anspruch (Ihre eigene Forderung/Kritik) in die Köpfe der anderen verlagern?!“

Die überhöhten Ansprüche an sich selbst werden auch auf den Behandler projiziert („der strenge Blick des Therapeuten", Waldvogel, pers. Mitteilung). So ergibt sich manchmal in den ersten Sitzungen eine möglicherweise für diese Patienten charakteristische Übertragungsfalle: Sie prüfen den Therapeuten dahingehend, ob er ihren überhöhten Ansprüchen mit dem gleichen Perfektionismus genügt, den sie von sich selbst fordern. Ein entspannter, gegebenenfalls humorvoller Umgang mit dem Ungenügen gegenüber solchen Erwartungen und das freimütige Einräumen eigener Unvollkommenheiten erleichtern dem Patienten früh in der Behandlung, mehr von seiner permanenten Selbstüberforderung wahrzunehmen.

Prinzip 4: Fordere den Patienten zu einem aktiven Aufsuchen der ihn schreckenden Situationen auf, und ermuntere ihn, sich diese genau anzusehen.

Dieser **selbst gesteuerten Symptomexposition** im Sinne von Freuds „neuer Aktivität" (1919) kommt entscheidende Bedeutung zu. Sie ist in Freuds eigenen (und in der Folge nicht rezipierten) Worten eine *Conditio sine qua non* bei der Behandlung von Phobien. Wenn sie überhaupt bei irgendeiner Phobie Bedeutung hat, dann ist dies bei der Sozialen Phobie der Fall. Nur wenige andere Formen der Phobie setzen der Symptomexposition einen vergleichbaren Widerstand entgegen.

„Es ist für den Therapieerfolg entscheidend, dass Sie sich mit Ihren Ängsten in der Situation selbst auseinandersetzen. Darüber besteht heute Übereinstimmung unter allen Therapeuten. Wichtig ist auch, dass Sie sich nicht – wie Kinder, die ins Wasser springen – bildlich die Nase zuhalten und die Augen zumachen, sondern sich in der Situation genau umsehen, auf Ihr Verhalten und die Reaktionen der anderen achten. Das gibt uns in der nächsten Stunde die Möglichkeit, die Abläufe genau anzusehen."

„Auch wenn solch ein Schritt Mut erfordert, geht es hier nicht um eine Mutprobe, sondern um einen Schritt auf ein Gelände, das Sie bisher systematisch vermieden haben. Wenn wir im Bild bleiben: Um vorwärts zu

kommen, müssen Sie Schritte machen. Sie können die Schritte selbst kontrollieren. Sie bestimmen, was Sie meinen, aushalten zu können."

Natürlich geht es hier nicht um einzelne Sätze, sondern der Therapeut muss dem Patienten vermitteln, dass er für die Progression zuständig ist (*„Dafür bezahlen Sie mich"*) und dass die Auseinandersetzung mit der Vermeidung ein entscheidendes Thema der aufzuarbeitenden Konfliktdynamik ist. CAVE: Weder der Therapeut noch der Patient sollten das Tempo forcieren oder verschleppen. Wichtig ist in diesem Therapieabschnitt die gesteuerte Progression in der Exposition.

Die Information, dass eine Symptomexposition Bestandteil der Therapie ist, wird am Anfang gegeben, nähere Absprachen erfolgen am Ende der Einleitungsphase, aber die eigentliche Aufforderung zur Exposition sollte nicht vor der **mittleren Therapiephase** beginnen und wird sich naturgemäß bis in die Abschlussphase fortsetzen. Zu beachten ist, dass der Patient das Ausmaß der Exposition nicht zu schnell vergrößert – ein schrittweiser Fortschritt ist besser als ein stürmischer (*„Was glauben Sie, sich als nächsten Schritt vornehmen zu können?"*). Die Aufgabe des Therapeuten in dieser Phase besteht vor allem darin, dem Patienten zu helfen, das für ihn sinnvollste Maß der Schritte herauszufinden.

„Ich verstehe gut, dass Sie schnell in der Therapie vorankommen möchten, aber es scheint mir vorteilhaft, wenn Sie sich doch an die Expositionsschritte halten, die wir vorher besprochen haben."

Oder: *„Ihr Zögern, sich zu exponieren, kann man nach all den Jahren der Vermeidung gut verstehen. Ich bin aber davon überzeugt, dass für Sie in der Therapie mehr herausspringt, wenn Sie tatsächlich die schwierigen Schritte machen, so wie wir sie geplant haben."*

Prinzip 5: Vergiss nicht, dass viele Menschen mit Sozialen Ängsten aufgrund ihrer oft langen Krankheitserfahrung in ihren sozialen Fertigkeiten tatsächlich defizitär sind. Supportive Maßnahmen haben, wie oben ausgeführt, hier einen besonderen Stellenwert. Von besonderer Bedeutung scheint die Etablierung des „Inneren Dialogs" zu sein.

Ich-stützende Maßnahmen können hier unvermeidbar sein. Eine Möglichkeit besteht darin, dass der Therapeut sich als sicherheitsgebendes Übergangsobjekt aktiv anbietet. Eine das beschädigte Selbstwertgefühl des Patienten in jeder Hinsicht annehmende Grundhaltung scheint unerlässlich. CAVE: Sozialphobiker neigen möglicherweise mehr als andere dazu, ihr „Nichtkönnen" zu betonen. Je verantwortlicher der Patient die Therapie zu seiner eigenen macht, desto besser ist seine Chance durch das Erlebnis von Selbstwirksamkeit sein Verhalten zu verändern.

Dem **Inneren Dialog** kommt als supportiver Maßnahme besondere Bedeutung zu. Der Innere Dialog soll die soziale Realität jeweils bestätigen und sichern. Dieser ist besonders vor Expositionen zu aktivieren, soll mit Anrede an sich selbst – wenn immer möglich laut – gesprochen werden und im Wesentlichen das, was in der Therapie an realistischer Einschätzung der sozialen Situation erarbeitet wurde, rekapitulieren. Intendiert ist eine mutmachende Selbstansprache des Patienten. Er kann (bevorzugt) als Selbstansprache oder (Mittel der 2. Wahl) als Innerer Dialog mit dem Therapeuten erfolgen.

Beispiel für eine Selbstansprache: *„Kai, es besteht überhaupt keine Frage, dass du dieses Referat genauso gut vorbereitet hast und frei halten kannst wie das letzte. Hör endlich auf mit deinen schwachsinnigen Gewissheiten über die vermeintlichen Meinungen der anderen!"*

Beispiel für einen Inneren Dialog mit dem Therapeuten: *„Sie haben mir vermittelt, dass es nur meine Fehlwahrnehmung der Meinung der anderen ist, die mich in Panik geraten lässt … das wird jetzt geprüft!"*

Dem kann folgende **Intervention** vorausgegangen sein:
„Wäre das Aushalten der Angst leichter, wenn Sie mich gewissermaßen in die Situation mitnähmen? Dass wir uns also zusammen der Angst stellten. Vielen Menschen hilft eine solche Vorstellung erheblich."

Prinzip 6: Achte in Deiner Gegenübertragung in besonderer Weise darauf, ob Du den Patienten respektierst (Luborsky). Erst dann bist Du für ihn bei der Revision seines gestörten Selbstbildes hilfreich.

Für einen Patienten, dessen zentrales Problem darin besteht, dass er sich selbst nicht respektiert (und diese Missachtung projiziert), ist die Vermittlung des Respekts des Therapeuten von entscheidender Bedeutung, gerade wenn dieser mit Konfrontationen und Präskriptionen arbeitet. Die Respektierung des **Selbstverständnisses**, mit einem grundlegenden Defekt behaftet, das heißt **beschädigt**, kaputt, nicht heil, insuffizient, defizient usw. zu sein, das vielen Sozialphobikern eigen ist, kann kaum überschätzt werden. Der Umgang mit diesem gestörten Selbstbild erfordert in der Therapie in gleicher Weise empathische Einfühlung wie eine beharrlich und taktvoll konfrontierende Korrektur. Es ist hier sinnvoll, ohne weiteren Kommentar – und auch ohne treffende Deutung – das offensichtlich im Sinne des Defizits verzerrte Selbstbild regelhaft richtig zu stellen, und dies mit konstanter Beharrlichkeit. „Sprachregelnde" Auflagen (Präskriptionen) können ausgesprochen weiterbringen.

Patient: *„Jemand, der so auftritt wie Sie, der kann natürlich auf das Interesse der anderen rechnen. Aber wenn die Leute mich sehen, dann denken die sofort: ‚Was will diese blöde Behinderte hier?'!"*

Therapeut: *„Sie wissen, dass Sie weder blöd noch behindert sind."*

Patient: *„Natürlich bin ich behindert, und man sieht mir das auch an … Die Leute haben ja recht, mit mir ist nichts los, und das sieht man auch gleich."*

Therapeut: *„Darf ich mal einen Vorschlag machen? Über das Wort ‚behindert' haben wir ja schon gesprochen; ich teile Ihre Ansicht nicht, auch das wurde schon gesagt. Können wir uns darauf einigen, dass Sie hier in den Stunden sich nicht mehr auf diese Weise herabsetzen? Hier ist ein Ort, an dem niemand Sie herabsetzen darf – ich tue es nicht und Sie bitte auch nicht. Können Sie das akzeptieren, dass ich Sie vor Ihrer eigenen Herabsetzung schütze?"*

(alternativ:)

Therapeut: *„Wie wollen Sie lernen zu erleben, dass die anderen Sie nicht herabsetzen, wenn Sie es ständig selbst tun?! Ich glaube, wir müssen hier in den Sitzungen anfangen, diesen Ablauf zu durchbrechen."*

Weitere Interventionsformen

Die vorausgehenden Beispiele galten Präskriptionen. **Präskriptionen** mit dem Ziel, den Patienten vor sich selbst zu schützen, sind für eine erfolgreiche Therapie von Selbstwertproblemen oft hilfreich. In einer Kurzpsychotherapie, in der es um die Zielsetzung der Veränderung von sozialphobischem Verhalten geht, sind sie gegebenenfalls unverzichtbar. Man kann so, bildlich gesprochen, einen hartnäckigen Selbstwertkonflikt für einen begrenzten Zeitraum gegen null schalten, was erst einmal eine Entlastung darstellt. Nicht selten berichten Patienten nach Therapien, dass die Veränderung ihres Selbstgefühls damit begonnen habe, dass Selbstabwertungen in den Stunden „verboten" gewesen waren. CAVE: Der Patient muss in jeder Phase fühlen, dass der Respekt vor ihm und das Anliegen seines Schutzes vor sich selbst das Ziel der Maßnahme sind.

Eine weitere konfrontierende Intervention ist das **Bühnenparadigma**[2], also die Aufforderung an den Patienten, sich das von ihm Erlebte einmal szenisch vorzustellen. Dieses Mittel ist für die Selbstdistanzierung (für die Spaltung in ein erlebendes und ein beobachtendes Ich) ausgesprochen förderlich, weil auf der Bühne ja meist soziales Geschehen dargestellt wird.

„Ich mache Ihnen einmal einen Vorschlag: Stellen Sie sich das, was Sie mir eben berichtet haben, als Aufführung auf einer Bühne vor. Sie sitzen gemütlich im Parkett und schauen sich selbst zu, wie Sie mit der Verkäuferin sprechen. Sie schauen dabei immer auf den Boden, sprechen ganz leise, sagen nicht, was Sie eigentlich suchen – ganz so, wie Sie mir das

2 Mit „Bühnenparadigma" ist hier nur der beschriebene Vorgang zur Förderung der funktionellen Spaltung in ein beobachtendes und ein erlebendes Ich gemeint. Es geht um die therapeutische Ich-Spaltung wie sie Sterba (1934) beschrieben hat. Bühnenparadigma in diesem Sinne ist eine eher antiregressive Technik. Die Vorstellung von der „Inneren Bühne", wie sie Reddemann (2007) ausführt, meint hingegen einen fast gegenteiligen Vorgang, bei dem versucht wird, eine kontrollierte und partielle Regression einzuleiten. Gelegentlich kommt es in anderen Texten zu Verwechslungen.

beschrieben haben. Haben Sie das Bild vor sich? Wie wirkt das auf Sie? Was denken Sie von der Verkäuferin? Was von dem Kunden?" (usw.)

Wenn der Patient eine gute Beziehung zum Therapeuten hat, ist auch folgende Intervention möglich:
„Was wird da eigentlich gespielt? Tragödie? Komödie? Oder gar Slapstick?!"

Im letztgenannten Beispiel wird auch **Humor** eingesetzt. Humor kann bei hartnäckigen Selbstwertproblemen etwas sehr Entkrampfendes haben. Dabei muss allerdings neben der möglichen therapeutischen Effektivität bei richtigem Maß und Zeitpunkt auch an die hohe Verletzlichkeit der Patienten erinnert werden. Die Mehrzahl der soziophoben Patienten ist eher humorlos – vielleicht ist ihnen angesichts ihres Elends das Lachen vergangen. Humor als Haltung eröffnet viele Möglichkeiten zu einer entspannteren Selbstsicht, könnte also gerade für diese Patienten besonders hilfreich sein, scheint aber so etwas wie ein intaktes Selbst vorauszusetzen. So ist schon viel gewonnen, wenn der Patient erstmals über ein Lachen Distanz zur Abstrusität seiner sozialen Befürchtungen bekommt, etwa wenn er die soziale Bühne in seiner Fantasie gerade selbst inszeniert hat.

Zeitliche Struktur

Die **zeitliche Strukturierung** des Therapiemanuals von Leichsenring et al. (2007) für die SET bei Sozialer Phobie entspricht in großen Zügen der Stundenaufteilung, wie sie bei der Darstellung der Behandlung der Generalisierten Angststörung (s. Abschnitt 6.3) ausgeführt wird. Die PDKT von 25 Sitzungen besteht allgemein aus der Einleitungsphase (Stunden 1 bis 8), der mittleren Phase (9 bis 17), der Beendigungsphase (18 bis 23) und den Nachbetreuungssitzungen (24 bis 25).

6 Manualisierte PDKT für Generalisierte Ängste

6.1 Psychodynamisches Verständnis

Für die Generalisierte Angststörung (GA) ist von der Psychoanalyse so gut wie keine spezifische Psychodynamik entwickelt worden. Das Krankheitsbild ging in der von Freud eingeführten „Angstneurose" (1895) weitgehend auf. Tatsächlich hatte Freud in seiner bahnbrechenden Beschreibung die Symptome der Generalisierten Ängste hier bereits ausführlich beschrieben. Er benannte sowohl die vegetative Übererregung („Allgemeine Reizbarkeit") als auch die generalisierte Angstspannung („Ängstliche Erwartung") – in der Reihung interessanterweise sogar vor der Panikattacke („Angstanfall"), auf die das Störungsbild der Angstneurose heute reduziert wird. In der aktuellen phänomenzentrierten Auffassung der GA steht im Vordergrund der Beschreibung ein Zustand anhaltender Sorge, Beunruhigung, Befürchtung, insgesamt mehr generalisiert als gerichtet. Es kann, nein: Es wird etwas Schlimmes passieren.

Es sind also Menschen, deren Angsttyp eher auf den Hintergrund struktureller Defizite hinweist, auf eine allgemeine Unfähigkeit, sich Sicherheit, Gewissheit und Ruhe zu verschaffen. Psychodynamisch bedeutet dies in der Regel eine unzureichende Internalisierung von sicherheitsgebenden sozialen Objekten. Genauer betrachtet scheint bei den Patienten so die Vulnerabilität für Zustände von Beunruhigung und Sorge erhöht und zugleich die Toleranz gegenüber solchen Zuständen erniedrigt. Die Menschen schonen sich vor Aufregung und versuchen, sich ein „beruhigendes" Milieu zu schaffen. Daraus resultiert ein Zirkel von sich steigernden und einander verstärkenden Ängsten – ein Zirkel, der oft schon in der Jugend beginnt und meist bereits chronifiziert ist, wenn die Patienten sich in Behandlung begeben. Umschriebene auslösende Situationen sind eher selten; wenn es sie gibt, dann scheinen sie eher durch das Wegbrechen, den Verlust tradierter Ordnungen (Versetzungen in der Firma, Arbeitsplatzverlust, Partnerverlust u.a.) angestoßen. Diese Ereignisse sind aber nicht nur charakteristisch für die GA, sondern kommen bei vielen neurotischen Störungen vor.

6.2 Grundzüge

Zur Erinnerung

Die PDT von Ängsten erfolgt in drei Schritten:

- Analyse der Symptomatik und der angstauslösenden Situation(en)
- Klärung des der Angstauslösung zugrunde liegenden assoziativen Feldes bzw. der Verbindung mit unbewussten Fantasien
- Aufdeckung und Bearbeitung der mit dem assoziativen Feld verbundenen unbewussten Konflikte

Notwendige Varianten der Behandlung

- Bei der Generalisierten Angststörung (GA) ist die Behandlung insgesamt stützender als bei der Panikstörung und den Phobien. Hintergrund ist die Annahme einer eher strukturellen Schädigung.
- Deswegen kommt der Internalisierung des Therapeuten bzw. seines Modells des Umgangs mit und der Bewältigung von Ängsten (Identifizierungsangebot) große Bedeutung zu. Idealerweise findet die Bildung eines „steuernden Objekts/Introjekts“ im Sinne der „gyroskopischen Funktion“ (König) statt.
- Die gründliche Analyse der **angstauslösenden Situation** ist bei GA insgesamt schwierig, manchmal – bei inhaltlich unbestimmten Ängsten – unmöglich.

- Deshalb: Besondere Aufmerksamkeit gilt den **angsterhaltenden Bedingungen** bzw. der Gesetzmäßigkeit des Auftretens von angstgetönten und angstärmeren Zuständen.
- Wichtig sind eine klar begrenzte Auseinandersetzung mit den Inhalten der Ängste („Sorgekrankheit") und der Versuch, deren Verknüpfung mit biografischen Abläufen (Interaktionen) zu klären.
- Nach Bearbeitung der Inhalte sollten diese nicht ständig neu aufgegriffen, sondern auf das erzielte Verständnis verwiesen werden.
- Die Möglichkeit unbewusster Attraktion durch die Angst („Angstlust") bei bewusster „Angst vor der Angst" muss beachtet werden.
- Der Patient muss über die Rolle negativer Affekte in der Angstpathogenese informiert und aufgefordert werden, nach solchen „Ausschau zu halten" („Ärger/Wut macht Angst").
- Die **PDT ist keine Traumatherapie**: Die Rolle individueller Traumaerinnerungen für die Angstpathogenese kann erörtert werden, aber meist wird man die Vermeidung derselben als Selbstschutzmechanismus („Verkapselung") akzeptieren.
- Das Ausmaß der Bearbeitung biografischer Themen (und Traumen) richtet sich nach den Erfordernissen im Hier und Jetzt, steht aber nie im Vordergrund.
- Ähnlich werden Übertragung und gegebenenfalls auch Gegenübertragung gestuft dann verbalisiert, wenn in der Patient-Therapeut-Beziehung ein Therapiewiderstand sichtbar wird. Die Verbalisierung sollte dann auch gezielt erfolgen. Insgesamt ist die Bearbeitung des Übertragungsangebotes möglichst klar zu strukturieren und an den Sicherheitsbedürfnissen des Patienten zu orientieren.
- Der Patient muss sich jederzeit in der Therapie orientieren können.
- Die **Bindungsthematik** (meist: „unsichere Bindung") kann die Übertragung im Sinne einer starken **Idealisierung** gestalten – dies muss akzeptiert, sollte aber später in der Behandlung gegenüber dem Patienten als von ihm benötigte Schutzfunktion verbalisiert werden (kann oft „beiläufig" geschehen). Der Patient muss das

Gefühl haben, seine ideale Sicht des Therapeuten „behalten" zu dürfen, auch wenn sie in der Gegenübertragung nicht immer leicht auszuhalten ist.
„Sie haben ja durchgehend eine sehr hohe Meinung von mir, scheinen mich als fast ideal zu sehen. Könnte es für Sie mehr Sicherheit bedeuten, wenn wenigstens einer von uns beiden ganz ohne Schwierigkeiten ist?!" (Konfrontation mit einem die Idealisierung positiv aufgreifenden Deutungsgehalt)

- Gerade bei Angstsymptomatik scheinen ermutigende affirmative Feststellungen zur Förderung rascher Symptomrückbildung sinnvoll.
  „Wenn Sie sich reinschmeißen, kriegen Sie (wir) das hin."

  Oder, noch ermutigender: *„Ich habe keinen Zweifel, dass Sie Ihre Ängste ganz entscheidend in den Griff bekommen können, wenn Sie auf dieser Linie weitermachen."*

- Es versteht sich von selbst, dass solche Ermutigungen nur gegeben werden dürfen, wenn der Therapeut hinter seinen Worten steht. Tut er das, dann besteht auch kein Grund, seine positive Sicht der Dinge dem Patienten zu verschweigen. Generell soll die Haltung gegenüber dem Patienten ermutigend – und nicht tröstend – sein.

6.3 Anpassung der SET an die Generalisierte Angststörung

Diese Psychodynamische Kurztherapie (PDKT) wurde von Crits-Christoph et al. (1995) entwickelt und von Leichsenring et al. (2005) übersetzt sowie auf deutsche Verhältnisse bezogen. Sie basiert auf der SET von Luborsky, die hier an die besonderen Bedürfnisse der Behandlung von Patienten mit Generalisierten Ängsten angepasst wurde. Die Effektivität einer modifizierten SET für Generalisierte Angststörungen ist gesichert, wobei deutlich wurde, dass sich nicht nur die Symptomatik, sondern auch das Ausmaß der interpersonellen Probleme zurückbildete (Crits-Christoph et al. 2005).

Für die **Grundlinien der SET** verweise ich auf die Darstellung im vorangehenden Kapitel (s. Abschnitt 5.3, S. 75 ff). Die drei Komponenten des Beziehungskonfliktthemas (ZBKT) sind:

- ein Wunsch (W)
- eine Reaktion der sozialen Objekte auf diesen Wunsch (RO)
- eine Reaktion des Selbst auf die Reaktion der sozialen Objekte (RS)

Ein Beispiel für die Generalisierte Angststörung

W: „Ich wünsche mir jemanden, der mir Sicherheit gibt."
RO: „Die anderen sind unzuverlässig."
RS: „Ich habe immer Angst (Sorge), dass etwas Schreckliches passiert."

Zeitliche Struktur

Fünf Vorgespräche

- (1) Psychodynamisches Erstgespräch
- (2) Erhebung der für die Angstsymptomatik relevanten Daten
- (3/4) Erarbeitung des spezifischen ZBKT
- (5) Paktgespräch
  - Erläuterung des weiteren Vorgehens
  - äußerer Rahmen der Therapie
  - Regelungen für eventuelle Therapieabbrüche
  - Festlegung einer Grundregel *(„Sie können über alles sprechen")*

Sitzungsabfolge der 25 Stunden

Anfangsphase (8 Sitzungen)

1. Sitzung

- Fassung der Zielformulierungen aus dem Paktgespräch (= Formulierung von vorläufigen Zielen) wird fortgesetzt.

- Patient bestimmt das Thema der Stunde (Angst oder anderes).
- Therapeut versucht einen Zusammenhang zum ZBKT herzustellen.
- Therapeut fertigt Kurzprotokoll an.

2. Sitzung
- Einleitend wird das Sitzungsprotokoll der 1. Sitzung mit dem Patienten rekapituliert.
- Während der 2. Sitzung wird überprüft, welcher Zusammenhang zur 1. Sitzung besteht.
- Die Arbeit am ZBKT beginnt (zusammen mit dem Patienten).

3. bis 7. Sitzung
- Die Herstellung eines Zusammenhangs der Sitzungen mit den vorausgehenden anhand des Protokolls wird fortgesetzt.
- Dann finden Interventionen zum Zusammenhang mit der aktuellen Sitzung statt.
- Das ZBKT wird in den aktuellen Sitzungen, in der Biografie des Patienten und in der Beziehung zum Therapeuten untersucht.

8. Sitzung (Zwischenbilanz)
- Analyse: Sind die festgelegten Ziele erreicht worden?
- Grundsätzlich wird die Therapie nur so lange fortgesetzt, bis die vorher festgelegten Ziele erreicht sind. Das kann auch vor der 25. Sitzung der Fall sein.

Mittlere Phase (9. bis 17. Sitzung)

- Verfeinerung des ZBKT: Der Therapeut bezieht das ZBKT auf verschiedene Beziehungen des Patienten und zeigt das iterative Moment in seinem Auftreten, auch in der Beziehung zum Therapeuten.
- Traumaerlebnisse werden meist in dieser Phase berichtet. Sie sind kein spezifischer Fokus der ZBKT. Gesucht wird aber nach Einflüssen auf das ZBKT (z.B. Wunsch nach Schutz). Das Erleben von Traumen wird genutzt, um Zugang zu Symptomen, Abwehr und Konflikten zu gewinnen. Empathischer Umgang ist erforderlich (s. Abschnitt 3.2).

Abschlussphase (18. bis 23. Sitzung)

- große Bedeutung dieser Phase, da Symptome oft durch den drohenden Verlust des Therapeuten wiederauftreten
- deshalb rechtzeitige Antizipation des Themas von Verlust und Enttäuschung durch den Therapeuten
- Hervorhebung wichtiger Behandlungsabschnitte („Meilensteine des Erreichten“, Luborsky)
- Anerkennung von erreichten Zielen
- Erinnerung des Patienten an seine eigene Leistung für die bisherigen Fortschritte
- Realisierung, dass nicht alle Ziele erreicht werden können (schon früh ausgesprochen)
- bei drohendem vorzeitigem Abbruch: Herausarbeitung der Selbstgefährdung des Patienten
- bei Abbruch: Klärung in zusätzlichen Sitzungen (schon in der 1. Stunde vereinbart!)
- Wünsche nach weiterem Kontakt zum Therapeuten sind mit Hinweis auf das Interesse an seinem weiteren Ergehen zu beantworten. Verweis auf die Nachfolgetermine

Nachfolgetermine (Boostersessions)

24. Sitzung
- 4 Wochen nach Therapieende
- Supervision und Verstärkung der Besserung des Patienten
- Verstärkung der Internalisierung des Therapeuten und seiner Arbeitsweise
- Analyse von Rückfällen

25. Sitzung
- 4 Wochen nach der 24. Sitzung

7 Manualisierte PDKT für Panikstörung und Agoraphobie

7.1 Psychodynamisches Verständnis

Erst einmal ist festzuhalten, dass in der psychodynamischen Konzeption Angstanfall und Agoraphobie nicht so eng verbunden sind, wie das unter dem Einfluss der Verhaltenstheorie in den zeitgenössischen Manualen DSM-IV und ICD-10 der Fall ist. Hier wird die Entstehung der Agoraphobie meist im Zusammenhang der Vermeidung von Orten gesehen, an denen zuvor Angstanfälle stattgefunden hatten. Die ICD-10 unterscheidet folglich Panikstörungen mit (sich entwickelt habender) Agoraphobie und ohne eine solche. Es scheint aber ein weitergehender Unterschied zwischen den beiden Möglichkeiten zu liegen.

Patienten mit einer Agoraphobie wirken strukturell gestörter als solche mit einer Panikstörung allein, Agoraphobien gehören aber insgesamt eher zum strukturell „stabileren" Pol der Ängste (vgl. Abb. 2-3, S. 19). Nach älterer und heutiger Auffassung hat die Agoraphobie auf der einen Seite mit der Angst vor Verlusten zu tun, worauf besonders Bowlby hinwies. Auf der anderen Seite stehen die meist gestörten sozialen Beziehungen dieser Menschen, die oft das Ergebnis einer „Sicherheitsbeschaffung" darstellen („ständiger Begleiter") und daher in der Regel von einer hohen Ambivalenz geprägt sind. Diese Beziehungen sind das Ergebnis der so oft zitierten „komplementären Paarbildung". Die Behandlung von Agoraphobikern erfordert deshalb aus psychodynamischer Sicht regelhaft die Einbeziehung des Ko-Phobikers. Vielleicht stellt für die Kombination mit gehäuften Angstanfällen die gestörte Sexualität, die Freud für die Angstanfälle ätiologisch in Betracht zieht, eine Art von Schnittstelle dar. Freud (1895) hatte in der „Ablenkung" aufgestauter Sexualerregung vom Körperlichen in die Angstsymptomatik die

Ursache der Angstneurose gesehen; also in ihrer Richtung eine biopsychologische Erklärung, die mit den heutigen Theorien mancher Autoren, die häufig von einer biologischen Störung ausgehen, merkwürdig übereinstimmt, aber als Erklärung nicht ausreicht. Klinisch habe ich eine gestörte Sexualität auch häufiger bei Agoraphobikern als bei Panikpatienten beobachtet. Neuere Autoren, besonders die Arbeitsgruppen um B. Milrod und K. Shear, haben die Rolle der negativen Affekte für Entstehung und Auslösung der Panikattacken herausgearbeitet (s. das Modell von Shear et al. 1993; in diesem Buch: Abb. 2-2, S. 18). Stellt man neben diese Erkenntnis die erwähnte ambivalente bzw. komplementäre Paarbindung vieler Agoraphobiker – darauf hat meines Wissens H. Deutsch (1928) als Erste aufmerksam gemacht –, dann ergibt sich über die Bedeutung der negativen Affekte eine zweite Schnittstelle für das gemeinsame Auftreten von Agoraphobie und Panikstörung.

7.2 Grundzüge

Zur Erinnerung

Die PDT von Ängsten erfolgt in drei Schritten:

- Analyse der Symptomatik und der angstauslösenden Situation(en)
- Klärung des der Angstauslösung zugrunde liegenden assoziativen Feldes bzw. der Verbindung mit unbewussten Fantasien
- Aufdeckung und Bearbeitung der mit dem assoziativen Feld verbundenen unbewussten Konflikte

Wie immer: Eine gründliche Vorbereitung, die dem Patienten Krankheitswert, Behandlungsbedürftigkeit, Therapieprobleme und Therapieaussichten aufweist, ist unumgänglich. Gleiches gilt für die Vermittlung von Behandlungsplan und -methode.

Nach dem strukturellen Angstmodell (s. Abschnitt 2.2) sind die Panikstörungen und Agoraphobien eher am (rechten) Konfliktpol als an dem der Strukturellen Störungen zu erwarten. Sie scheinen mehrheitlich besser strukturiert.

Wenn die Ängste vor allem durch Trennungsängste ausgelöst werden, kann eine schwächere Ich-Struktur vorliegen. Dies kann, aber muss keineswegs der Fall sein. Denkbar sind

- eine tatsächlich defizitäre Entwicklung (z.B. traumatische Separationserlebnisse);
- eine Angst, die „Linderung durch Bindung" gelernt hat (anstelle von Angstkontrolle durch Bindungssicherheit).

Der **Analyse von Symptomatik und angstauslösenden Situation**(en) kommt bei der Panikstörung (PD) und der Agoraphobie (AGP) besondere Bedeutung zu. Zu klären sind:

- das assoziative Umfeld der angstauslösenden Situationen, insbesondere die mit diesen unbewusst verbundenen negativen Affekte, was der Patient scheut „wie der Teufel das Weihwasser"
- das Ausmaß der Vermeidung
- die Möglichkeit einer Wahrnehmungsverweigerung (liegt oft für beides vor: der Patient nivelliert, bagatellisiert, lenkt ab, bekommt Angst und kann deswegen nicht mehr klar sehen und denken)

Eine Behandlung von Phobikern ohne Aufgabe der Vermeidung kann kaum von Erfolg sein (Freud 1919).

Die Durchführung der **selbst gesteuerten Angstexposition** ist verbunden mit

- der Aufforderung, sich – trotz der Angst und so gut es möglich ist – die bedrohliche Szene genau anzusehen *(„um so genau zu sehen, was wirklich passiert");*
- dem Angebot, in der folgenden Stunde darüber detailliert zu sprechen *(„um zu verstehen, was dahinter steht");*
- der Möglichkeit, in der Fantasie „den Therapeuten mit in die Situation zu nehmen" (Wahrung der Kautelen!).

Besonders nachdem klar ist, was dem Patienten Angst macht, kommt der Aufforderung zur selbst gesteuerten Angstexposition vorrangige Bedeutung zu. Dazu sind erforderlich:

- die Bearbeitung der Rolle der „ängstlichen Erwartung“ (Freud), die alle expansive Aktivität verhindert, der „Angst vor der Angst“ (Patientensprache)
- die Aufklärung über den Abwehrvorgang der Vermeidung und seine angsterhaltende Funktion (etwa: *„Das ist eine der heute am besten belegten Ursachen für die stabile Erhaltung von Angst“)*

Es gelten die allgemeinen **Regeln der Angstbehandlung**, vor allem:
- Beachtung der unbewussten Attraktion durch die Angst („Angstlust“)
- Information über die Rolle negativer Affekte, besonders in der Pathogenese der Panikstörung, und aktive Suche danach
- „Fahndung“ nach pathogenen Strategien (Verdrängung, Verleugnung u.a.) im Umgang mit Abhängigkeitsbedürfnissen, aggressiven und (seltener) libidinösen Affekten und dezidierte Entwicklung alternativer Strategien

Die Entwicklung einer Innensteuerung durch Identifizierung mit dem Therapeuten und seiner Arbeitsweise hat natürlich auch hier hohe Bedeutung.

Die oben schon in anderem Zusammenhang bereits erörterte Kombination mit den modernen Antidepressiva (SSRI) scheint heute spätestens dann indiziert, wenn es nicht zu einer raschen Symptomrückbildung unter der PDT kommt. Dieses Vorgehen wird auch von Milrod und Busch (1998) empfohlen und ist von Wiborg und Dahl (1996) als wirksam belegt worden.

7.3 Panic-Focused Psychodynamic Psychotherapy für Panikstörungen

Das Manual der Arbeitsgruppe um B. Milrod zur Panic-Focused Psychodynamic Psychotherapy (PFPP) ist bisher nur in englischer Sprache zugänglich (Milrod et al. 1997). Ohne jeden Bezug auf die große Erfahrung von Luborsky mit manualisierter PDT ist hier eine gut strukturierte Kurztherapie entstanden, die allerdings stillschweigend viele Neuerungen seiner innovativen Interventionstechnik einbezieht. Da ausschließlich für die Panikstörung entwickelt, zeigt die PFPP den Vorteil großer Schärfe bezüglich der Zielsymptomatik. Es ist zu vermuten, dass sie aus diesem Grunde auch weniger auf andere Angststörungen zu übertragen ist als die SET. Vom Konzept her bleibt diese Fokaltherapie dem psychoanalytischen Modell deutlich enger verhaftet als die SET. Zwischenzeitlich konnte eine erste empirische Validierung der Wirksamkeit der PFPP gesichert werden (Milrod et al. 2000, 2007).

Das Verfahren ist als Kurzpsychotherapie (**symptomzentriert**; ca. 12 Sitzungen = 3 Monate) und als mittelfristige Behandlung (auch **strukturzentriert**; 40 bis 50 Sitzungen = ca. 1 Jahr) durchführbar.

- PFPP ist zur Behandlung von Panikstörungen mit zusätzlichen Agoraphobien geeignet, weil der Akzent gleichermaßen auf dem intrapsychischen Konflikt und der Hintergrundstörung der Persönlichkeit liegt.
- „Die Agoraphobie stellt nur selten eine Gruppe von Ängsten bei einer sonst gut funktionierenden Person dar." (Kleiner u. Marshall 1987)

Die **Hintergrundtheorie** zur Panikstörung geht von folgenden Prämissen aus (s. Modell der Panikstörung von Shear et al. 1993; in diesem Buch: Abschnitt 2.2, S. 18):

- Die Autoren stimmen mit der Annahme einer katastrophischen Fehlinterpretation von Lebensereignissen (CBT) überein, beziehen aber unbewusste Konfigurationen mit gleicher Wertigkeit ein.
- Die Annahme eines Angstanfalls „aus heiterem Himmel" wird von Patienten und DSM geteilt, trifft aber nicht zu. Bei den Patienten handelt es sich bei der Verkennung um die Folge einer spezifischen Abwehr.
- Psychisch bedeutungsvolle Belastungsereignisse vor der Angstattacke sind ausnahmslos fassbar. Meist geht es um Verlust oder Enttäuschung. Im weiteren Sinne geht es biografisch um die bedrohte Beziehung zu den Bindungspersonen. Unterdrückter Ärger auf diese Personen scheint eine Regelerscheinung zu sein.

- Viele Patienten beschreiben Unzulänglichkeitsgefühle und Selbstvorwürfe. Aggressive Empfindungen werden als sehr belastend erlebt. Von vielen Betroffenen wurde das Elternverhalten als affektiv verhalten und unbefriedigend erlebt, der eigene Ärger darüber dann als Bedrohung der Beziehung.

Zeitliche Struktur

Phase I: Behandlung der akuten Panik

„Zur Reduzierung der Angstsymptome ist die Aufdeckung der unbewussten Bedeutung dieser Symptome unverzichtbar."

- Eingangsevaluation und frühe Behandlung
  - Erfassung der Bedingungen und Gefühle um das Einsetzen der Ängste herum
  - Erfassung der individuellen Bedeutung der Angstsymptome
  - Erfassung der Gefühle und des Inhalts der Panikepisoden
- psychodynamische Konflikte bei der Panikstörung
  - Trennung und Unabhängigkeit
  - Wahrnehmung von Ärger, Umgang damit und Bewältigung seines (angemessenen) Ausdrucks
  - sexuelle Erregung und ihre vermeintlichen Gefahren
- erwartete Wirkung der Phase I der Behandlung:
  - Entlastung der Paniksymptome
  - Reduktion der agoraphoben Symptome

Phase II: Behandlung der Vulnerabilität für Panikanfälle

„Wir unterstellen, dass zur Reduzierung der Vulnerabilität für Panikanfälle die Kernmechanismen verstanden und verändert werden müssen. Dazu müssen diese Mechanismen zusammen mit dem Patienten im Laufe der Therapie identifiziert werden. Dies geschieht oft anhand ihres Auftretens in der Übertragung."

- Ansprache der Konflikte in der Übertragung
- Durcharbeiten

- erwartete Wirkung der Phase II der Behandlung:
  - Verbesserung der sozialen Beziehungen
  - weniger konflikthaftes Erleben von Trennung, Angst und Sexualität (wohl auch Aggression/Ärger)
  - Reduktion der Vulnerabilität für das Wiederauftreten von Panikanfällen

Phase III: Therapiebeendigung

> „Wir unterstellen, dass zum Ende dieses zeitlimitierten Behandlungsansatzes die massiven Schwierigkeiten des Patienten mit Trennung und Unabhängigkeit erneut aufbrechen werden. Das erlaubt dem Patienten, diese Konflikte direkt am Therapeuten zu erleben. Dadurch werden zugrunde liegende Fantasien aussprechbar, verstehbar und weniger bedrohlich. Zeitlich setzen wir mindestens ein Drittel der Terminalphase für diese Reaktionen auf das Therapieende an."

- mit Herannahen des Therapieendes: Wiedererleben der zentralen Themen um Trennung und Ärger in der Übertragung
- erwartete Wirkung der Phase III der Behandlung:
  - Möglich ist im Zusammenhang mit dem Auftreten dieser Gefühle ein temporäres Wiederauftreten von Symptomen.
  - Erhofft wird der Erwerb einer neuen Fähigkeit, mit Trennung und Unabhängigkeit besser zurechtzukommen.

Inhaltliche Struktur

Wichtige Aspekte

Die initiale Erfassung der genauen Phänomene der Angstattacken und der (verleugneten) Belastungsereignisse ist von großer Bedeutung. Die Beziehung zum Therapeuten wird durch sein Interesse gestärkt. Das ist nicht gleichgültig, weil die Entwicklung einer **Allianz mit dem Behandler** den zugleich bedrohlichsten und wichtigsten Teil der Therapie darstellt. Dem gleichen Ziel dient auch die bestätigende Rückmeldung des Therapeuten, was den Behandlungserfolg angeht *(„Ängste vom Paniktyp reagieren insgesamt gut auf die Behandlung.“)*.

Obwohl Psychoedukation und bestätigende Rückkoppelung Techniken sind, die in allen Therapieformen eingesetzt werden, haben sie in der PDT/PFPP das vorrangige Ziel, den Patienten so weit zu entlasten, dass er sich auf die Abklärung der im Hintergrund der Angstanfälle stehenden Dynamik einlassen kann. Das gelingt am besten, wenn er „Wirkung“ spürt.

Am Therapiebeginn geht es um die **Abklärung** der psychischen Bedeutung der Panikstörung und ihres Beginns. Wenn der Patient – wie meist – mit dem Bericht der Angstattacken anfängt, sind folgende Einlassungen hilfreich:

„Wie verhält es sich mit der Panik, wenn Sie jetzt darüber sprechen?“
„Können Sie sich irgendetwas vorstellen, das Sie beunruhigt hat?“
„Was fällt Ihnen zu Rivalität, Eifersucht, Hierarchie usw. ein?“

Einige Patienten lassen sich rasch intensiv auf die Therapie ein. Andere bleiben zweifelnd, dass eine Behandlung mit psychischen Mitteln in der Lage sein soll, ihnen wirklich zu helfen. Hier helfen Interventionen weiter, die einen Bezug zwischen Ängsten, vergangenem Verhalten und gegenwärtigem Verhalten herstellen. Besonders überzeugend ist die Herausarbeitung einer Verbindung zwischen den Panikattacken und dem Patienten bewussten Besorgnissen seines Lebens.

Die Panikanfälle stellen eine Demütigung dar (Panikpatienten haben nicht selten auch soziale Ängste!). Die Menschen haben eine hohe Erwartung an sich, „stark“ zu sein und ihre Gefühle in der Kontrolle zu haben. Der Therapeut muss sich der Neigung zur Verleugnung von Symptomen bewusst sein. („Schamloses“ Berichten, ja „Aufdrängen der Panik“ gegenüber Dritten stellt einen prognostisch ungünstigen Faktor dar!)

Die so regelmäßig berichteten „Ängste aus heiterem Himmel“ gibt es nicht. Ihre „ahistorische“ Wahrnehmung ist vielmehr Ausdruck der Abwehr gegen die intensiven Emotionen, die vorausgehende Belastungen (Stressoren) ausgelöst haben. Früher oder später lässt sich – einen kooperierenden Patienten vorausgesetzt – fast immer ein auslösender Anlass finden.

Psychodynamische Konflikte im Zentrum

„Panische Ängste beinhalten typischerweise die Vorstellung, allein zu stehen und unfähig zu sein, für sich zu sorgen."

Trennungsängste – Vulnerabilität genetisch verstärkt oder erworben – stehen im Vordergrund. Die Ängste führen entweder zu einer verstärkten Abhängigkeit vom Therapeuten oder zu einer Vermeidung der Beziehung, um sich ihr nicht auszuliefern. Beide Verhaltensweisen werden angesprochen.
„Offenbar bin ich so wichtig für Sie, dass Sie schon zwei Stunden vor der Sitzung warten. Oder fällt Ihnen ein anderer Grund ein?"
Oder: *„Dass ich für Sie wichtig werden könnte, ist wohl das Letzte, was Sie wollen. Ihre Angst, verletzt zu werden, muss sehr groß sein."*

Ängste vor dem Offenbarwerden negativer Affekte, vor allem Ärger, stehen an zweiter Stelle. Die meisten Patienten haben große Sorge, aggressive Empfindungen zuzulassen, weil diese die Beziehung zum signifikanten anderen (zum Therapeuten) gefährden könnte. Die Interventionen gelten hier vor allem der Klärung, was der Patient im Zusammenhang mit der Äußerung von Ärger in der Fantasie wirklich fürchtet – nämlich „Mord und Totschlag".

An dritter Stelle stehen die **Ängste vor Beunruhigung durch sexuelle Erregung.** Sie sind nicht so häufig wie die zuerst genannten. Milrod et al. (1997) meinen, dass hier eine (sekundäre) Verbindung von Angst und Sexualität stattgefunden hat. Die Angst wird aktiv festgehalten, weil ohne sie das Leben „langweilig" ist. Es ist eine „Angstlust" (von Hattingberg 1914) entstanden. Übersieht man diese Komponente, dann verwundert der ausbleibende Therapieerfolg.

Die vorrangigen Abwehrmechanismen sind:

- Reaktionsbildung (Affektumkehr)
- Ungeschehenmachen (der aversive Affekt wird bewusst und für wirkungslos erklärt)
- Somatisierung (Panikpatienten haben eine Tendenz, eher zu somatisieren als innere Gefühlszustände zu akzeptieren)
- Externalisierung (Panikpatienten fangen oft ihre Behandlung mit der Fokussierung auf die Probleme anderer an)

- Diese abwehrbedingten Verhaltensweisen werden in der Behandlung mit Verständnis angesprochen, sobald sie auftreten, da sie die Selbstwahrnehmung verzerren (*„Es sieht so aus, als ob es Ihnen leichter fiele, wenn Sie ...“*). Man kann aber auch einleitend etwa die Externalisierung akzeptieren und zum Beispiel am Thema über die „Probleme der Freunde“ bleiben, bis der Patient sich selbst einbringen kann. Individualisierung der Behandlung hat Vorrang!

Arbeit mit der Übertragung im Zentrum

„Die Übertragung ist für den Patienten eine wirksame Möglichkeit, in den Grenzen der therapeutischen Dyade affektive Zustände und fantasierte Beziehungen mit anderen wieder zu erfahren. Gleiches gilt für die Erforschung von Konflikten innerhalb des sicheren Rahmens der Psychotherapie.“

- Der Therapeut muss bei der Übertragungsarbeit so professionell/nicht wertend wie möglich bleiben. Auch die unrealistischen Fantasien (über den Behandler) sind wie die realistischen ernst zu nehmen (da sie die Verzerrungen realer Beziehungen wiederholen).
- Der Therapeut gibt keine Ratschläge (was die Patienten oft fordern) – er kann für den Patienten nicht dessen Leben leben.
- Übertragungsbezüge sollten in den Interventionen hergestellt werden, sobald dies möglich ist und produktiv scheint. Zugleich sollte die Übertragung nicht zu einem invasiven Fokus werden.
- Anhaltend verschwiegene, aber intensive Übertragungsgefühle können die angestrebte Reduzierung der Panikvulnerabilität nachhaltig verhindern!

Durcharbeiten im Zentrum

„Der Psychotherapieprozess erfordert, dass spezifische Interventionen in unterschiedlichen Zusammenhängen wiederholt werden. Es geht um die verschiedenen Manifestationsmöglichkeiten des gleichen psychischen Phänomens. Selten gibt es weitreichende Veränderungen auf eine einzige Deutung hin.“

- Berücksichtigung der Hemmung des Patienten, sich überhaupt überwältigenden affektiven Zuständen mit rational verständlichen Vorstellungen anzunähern.
- Der Therapeut muss den Therapieprozess immer dahingehend einschätzen, ob genügend Deutungs- und Wiederholungsarbeit geleistet worden ist, um voraussagbare Belastungen ohne Panik zu überstehen.
- Dazu gehört auch die Einschätzung des Ausmaßes, in welchem dem Patienten die Auslöser seiner Ängste bewusst geworden sind.
- Bedeutsam ist auch die Förderung der aktiven Selbstfürsorge der sonst in ihrem Verhalten oft passiv-abhängigen Patienten.

Therapieende im Zentrum

> „Die Abschlussphase der Behandlung beinhaltet eine Verstärkung der Gefühle, verletzt und verlassen zu werden, wie auch die Entstehung von Ärger auf den Psychotherapeuten. So stellt dieser Abschnitt der Therapie auch eine entscheidende Chance dar, Fortschritte des Patienten in seinen Gefühlen von Reife, Unabhängigkeit und Kompetenz zu stabilisieren."

- Manche Patienten brechen in dieser Phase die Therapie vorzeitig ab (um aus einer passiven in eine aktive Position zu gelangen) und kehren meist mit wieder aufgetretenen Symptomen in die Therapie zurück.
- Die Abschlussphase muss sehr rechtzeitig in der therapeutischen Arbeit antizipiert werden – aber nicht so früh, dass sie ein Einlassen des Patienten überhaupt verhindert!

Eingesetzte Interventionsformen

Die Autoren folgen bezüglich der Interventionsformen der klassischen Einteilung von Greenson (1967), die bereits früher (s. Abschnitt 3.4) dargestellt wurde.

- **Konfrontationen** verdeutlichen dem Patienten, wie er sich verhält.

  „Wenn Sie Angst bekommen, dann scheint das Weglaufen, das Davonstürzen, die einzige Reaktion, die Ihnen zur Verfügung steht."

- **Klärungen** helfen, das pathologische Phänomen zu verdeutlichen, scharf einzustellen. Wichtig ist die Etablierung einer therapeutischen Ich-Spaltung (Sterba 1934) in ein erlebendes und ein beobachtendes Ich.
  „Wie wir gesehen haben, spielt die Verkennung der Wirklichkeit offensichtlich beim Auftreten der Ängste eine entscheidende Rolle."

- **Deutungen** sagen dem Patienten, warum er sich so verhält und dann Angst bekommt. Sie können gleichermaßen beunruhigen (Symptomverstärkung) wie den Fortschritt entscheidend voranbringen (Symptomreduktion, Erkenntniserweiterung).

Gegenübertragungsprobleme

- Die wichtigste Falle in der Gegenübertragung ist die „Ansteckung" von den Ängsten des Patienten, vor allem von dessen Überzeugung, nicht wirklich belastbar zu sein.
- Eine Erschwerung der Behandlung erfolgt durch eine begleitende Agoraphobie.
- Bei Panikstörungen mit Agoraphobie wird der Therapeut zum „Bedroher" der exklusiven Beziehung zur sicherheitsgebenden Person, dem „ständigen Begleiter" (das kann der Partner durchaus auch selbst so empfinden!). Hier muss also der eigentlichen Angsttherapie so etwas wie eine Trennungsarbeit vorausgehen.
- Die Fixierung aneinander ist durch hohe Ambivalenz gekennzeichnet und stellt nicht selten einen Bewältigungsversuch massiver aggressiver Spannungen dar (Deutsch 1928).
- Behandlungstechnisch ist es sinnvoll, den phobischen Begleiter zu den ersten Sitzungen mit einzuladen. Das entlastet beide Partner und fördert die Kooperation deutlich.

PFPP ist nicht für psychotische Ängste geeignet und erfordert bei der Borderline-Persönlichkeitsstörung Modifikationen!

8 Schlusswort

Die Leserin, den Leser, die dieses Buch durchgearbeitet haben, wird die Feststellung nicht überraschen, dass auch die Umsetzung guter kurz- und mittelfristiger PDT-Konzepte einer Adaptation an die Verhältnisse der eigenen Praxis bedarf; das ist auch eine Adaptation an das, was der Therapeut am besten kann. Wie eingangs betont, geht es mir mehr um die Übertragung validierter Prinzipien in die Praxis als um die Einführung neuer Methoden. Im Gegenzug ist jedoch auch daran zu erinnern, dass es gute und validierte Gesamtsettings sind, aus denen die beschriebenen neuen Perspektiven stammen. Man muss Zweifel daran haben, ob diese noch vergleichbar wirksam sind, wenn man sie zu sehr aus dem Zusammenhang löst, in dem sie entstanden sind und geprüft wurden. Meine Empfehlung ist daher, sich bei der Adaptation an die eigenen Bedürfnisse nicht selektivistisch („Rosinen aus dem Kuchen") zu verhalten, sondern eine Übertragung des jeweiligen Gesamtkonzepts auf die Bedingungen der eigenen Berufspraxis anzustreben. Ein Kurztherapiemodell lässt sich vergleichsweise einfach in den mittelfristigen Bereich von 50 Sitzungen und mehr übertragen. Aber die Rahmenstruktur der Behandlung sollte gleich bleiben.

Literatur

American Psychiatric Association (1980). Diagnostic and Statistical Manual of Mental Disorders (DSM-III). 3rd ed. Washington, DC: American Psychiatric Press.

Anderson EM, Lambert MJ (1995). Short-term dynamically oriented psychotherapy: A review and meta-analysis. Clin Psychol Rev; 15: 503–14.

Arbeitskreis OPD (2006). Operationalisierte Psychodynamische Diagnostik OPD-2. Das Manual für Diagnostik und Therapieplanung. Bern: Huber.

Bateman A, Fonagy P (2004). Psychotherapy for Borderline Personality Disorder. Mentalization-Based Treatment. Oxford: Oxford University Press (dt.: Psychotherapie der Borderline-Persönlichkeitsstörung. Ein mentalisierungsgestütztes Behandlungskonzept. Gießen: Psychosozial-Verlag 2007).

Bowlby J (1973). Attachment and Loss. Vol. 2: Separation: Anxiety and anger. New York: Basic Books (dt.: Trennung. Psychische Schäden als Folge der Trennung von Mutter und Kind. München: Kindler 1976).

Clarkin JF, Yeomans FE, Kernberg OF (1999). Psychotherapy for Borderline Personality. New York: Wiley (dt.: Psychotherapie der Borderline-Persönlichkeit. Manual zur Transference-Focused Psychotherapy [TFP]. Stuttgart, New York: Schattauer 2001).

Cloître M, Shear MK (1995). Social phobia: Psychodynamic perspectives. In: Stein MB (ed). Social Phobia. Clinical and research perspectives. Washington, DC: American Psychiatry Press: 163–87.

Connolly MB, Crits-Christoph P, Shappell S, Barber JP, Luborsky L, Shaffer C (1998). Relation of transference interpretation to outcome in the early sessions of brief supportive-expressive psychotherapy. Psychother Res; 9: 485–95.

Crits-Christoph P, Connolly MB (1999). Alliance and technique in short-term dynamic psychotherapy. Clin Psychol Rev; 19: 687–704.

Crits-Christoph P, Wolf-Palacio D, Ficher M, Rudick D (1995). Brief supportive-expressive psychodynamic psychotherapy for generalized anxiety disorder. In: Barber JP, Crits-Christoph P (eds). Dynamic Therapies for Psychiatric Disorders. New York: Basic Books.

Crits-Christoph P, Connolly MB, Narducci J, Schamberger M, Gallop R (2005). Interpersonal problems and the outcome of interpersonally oriented psychodynamic treatment of GAD. Psychotherapy; 42: 211–24.

Dengler W, Selbmann H-K (2000). Leitlinien zur Diagnostik und Therapie von Angsterkrankungen. Darmstadt: Steinkopff.

Deutsch H (1928). Zur Genese der Platzangst. Int Z Psychoanal; 14: 297–314.

Dilling H, Mombour W, Schmidt MH (Hrsg) (1992). Internationale Klassifikation psychischer Störungen der WHO, Kapitel F. 10. Auflage (ICD-10). Bern, Göttingen, Toronto: Huber.

Dührssen A (1972). Analytische Psychotherapie in Theorie, Praxis und Ergebnissen. Göttingen: Vandenhoeck & Ruprecht.

Eckhardt-Henn A, Heuft G, Hochapfel G, Hoffmann SO (2004). Hoffmann & Hochapfel: Neurotische Störungen und Psychosomatische Medizin. Mit einer Einführung in Psychodiagnostik und Psychotherapie. 7. Aufl. Stuttgart, New York: Schattauer.

Fäh M (2002). Wenn Analyse krank macht. Methodenspezifische Nebenwirkungen psychoanalytischer Therapien. In: Märtens M, Petzold H (Hrsg). Therapieschäden. Risiken und Nebenwirkungen von Psychotherapie. Mainz: Mathias-Grünewald-Verlag; 109–47.

Fenichel O (1941). Problems of Psychoanalytic Technique. New York: Psychoanalytic Quarterly.

Fenichel O (1945). The Psychoanalytic Theory of Neurosis. New York: Norton.

Frances A, (Chair) Task force on DSM-IV (1994). Diagnostic and Statistical Manual of Mental Disorders. 4th ed. (DSM-IV). Washington, DC: American Psychiatric Association.

Freud S (1895). Über die Berechtigung von der Neurasthenie einen bestimmten Symptomenkomplex als „Angstneurose" abzutrennen. GW I. Frankfurt/M.: Fischer 1952; 315–42.

Freud S (1912). Zur Dynamik der Übertragung. GW VIII. Frankfurt/M.: Fischer 1969; 363–74.

Freud S (1913). Zur Einleitung der Behandlung. GW VIII. Frankfurt/M.: Fischer 1969; 453–78.

Freud S (1917). Vorlesungen zur Einführung in die Psychoanalyse. GW XI. Frankfurt/M.: Fischer 1966.

Freud S (1919). Wege der psychoanalytischen Therapie. GW XII. Frankfurt/M.: Fischer 1966; 181–94.

Freud S (1923). „Psychoanalyse" und „Libidotheorie". GW XIII. Frankfurt/M.: Fischer 1967; 209–33.

Freud S (1926a). Hemmung, Symptom und Angst. GW XIV. Frankfurt/M.: Fischer 1963; 111–205.

Freud S (1926b). Die Frage der Laienanalyse. GW XIV. Frankfurt/M.: Fischer 1963; 207–86.

Gabbard GO (1992). Psychodynamics of panic disorder and social phobia. Bull Menninger Clin; 56, Suppl A: A3–A13.

Gedo JE (1991). Challenge, apraxia, and avoidance. Psychoanal Inq; 11: 284–95.

Gilbert P (1989). Human Nature and Suffering. Hillsdale, New York: Erlbaum.

Greenson RR (1967). Technik und Praxis der Psychoanalyse. Stuttgart: Klett 1973.

Hattingberg H v (1914). Analerotik, Angstlust und Eigensinn. Int Z Psychoanal; 2: 244–58.

Hoffmann SO (1986). Die Ethologie, das Realtrauma und die Neurose. Versuch einer Würdigung des Beitrags John Bowlbys zum Verständnis der Entstehung seelischer Störungen. Z Psychosom Med Psychoanal; 32: 8–26.

Hoffmann SO (1999). Die phobischen Störungen (Phobien). Eine Übersicht zum gegenwärtigen Verständnis ihrer Psychodynamik und Hinweise zur Therapie. Forum Psychoanal; 15: 237–52.

Hoffmann SO (2000). Psychodynamische Therapie und Psychodynamische Verfahren. Psychotherapeut; 45: 52–4.

Hoffmann SO (2002a). Die Psychodynamik der Sozialen Phobien. Eine Übersicht mit einem ersten „Leitfaden“ zur psychoanalytisch orientierten Behandlung. Forum Psychoanal; 18: 51–71.

Hoffmann SO (2002b). Die Psychodynamik der Sozialen Phobien. Mit Anmerkungen zur psychoanalytisch orientierten Psychotherapie. In: Stangier U, Fydrich T (Hrsg). Soziale Phobie und Soziale Angststörung. Göttingen: Hogrefe; 205–24.

Hoffmann SO (2002c). Schädliche und Nebenwirkungen von Psychotherapie – Ist das Risiko bei störungsspezifischen Ansätzen geringer? In: Mattke D, Hertel G, Büsing S, Schreiber-Willnow K (Hrsg). Störungsspezifische Konzepte und Behandlung in der Psychosomatik. Frankfurt/M.: VAS; 59–71.

Hoffmann SO (2003). Soziale Ängste: Die psychodynamische Perspektive in Konzeptbildung und Behandlungsansätzen. Psychotherapie im Dialog; 4: 32–41.

Hoffmann SO, Bassler M (1995a). Ätiologie und Therapie der Angstzustände aus psychodynamischer Sicht. In: Bundesärztekammer (Hrsg). Fortschritt und Fortbildung in der Medizin. Bd. 19. Köln: Deutscher Ärzteverlag; 115–20.

Hoffmann SO, Bassler M (1995b). Zur psychoanalytisch fundierten Fokaltherapie von Angsterkrankungen. Erste Erfahrungen mit einem „Manual“ aus einer Therapiestudie. Forum Psychoanal; 11: 2–14.

Hoffmann SO, Rudolf G, Strauß B (2008). Unerwünschte und schädliche Wirkungen von Psychotherapie. Eine Übersicht mit einem Entwurf eines eigenen Modells. Psychotherapeut; 53: 4–16.

Joraschky P (1998). Psychodynamische Therapie der Sozialphobie. In: Katschnig H, Demal U, Windhaber J (Hrsg). Wenn Schüchternheit zur Krankheit wird ... Über Formen, Entstehung und Behandlung der Sozialphobie. Wien: Facultas; 105–18.

Joraschky P, Petrowski K (2003). Soziale Phobie und Familie. Psychother Dial; 4: 25–31.

Kleiner L, Marshall WL (1987). The role of interpersonal problems in the development of agoraphobia with panic attacks. J Anx Disord; 1(4): 313–23.

Knijnik DZ, Kapczinski FCE, Margis R, Eizirik CL (2004). Psychodynamic group treatment for generalized social phobia. Rev Bras Psiquiatr; 26: 77–81.

König K (1981). Angst und Persönlichkeit. Das Konzept vom steuernden Objekt und seine Anwendungen. Göttingen: Vandenhoeck & Ruprecht.

König K (1991). Praxis der psychoanalytischen Therapie. Göttingen: Vandenhoeck & Ruprecht.

König K (2005). Abstinenz, Neutralität und Transparenz in psychoanalytisch orientierten Therapien. Stuttgart: Klett-Cotta.

Landis AE (2002). Eine Tagung und ihre Folgen. Z Psychoanal Theor Prax; 17: 129–42.

Leichsenring F (2002). Zur Wirksamkeit tiefenpsychologisch fundierter und psychodynamischer Therapie. Eine Übersicht unter Berücksichtigung von Kriterien der Evidence Based Medicine. Psychosom Med Psychother; 48: 139–62.

Leichsenring F, Leibing E (2007). Supportive-Expressive (SET) Psychotherapy. Curr Psychiatry Rev; 3: 57–64.

Leichsenring F, Rabung S, Leibing E (2004). The efficacy of short-term psychodynamic psychotherapy in specific psychiatric disorders. Arch Gen Psychiatry; 61: 1208–16.

Leichsenring F, Winkelbach C, Leibing E (2005). Psychoanalytisch-orientierte Fokaltherapie der Generalisierten Angststörung. Ein Manual. Psychotherapeut; 50: 258–64.

Leichsenring F, Beutel M, Leibing E (2007). Psychodynamic psychotherapy for social phobia. A treatment manual based on supportive-expressive therapy. Bull Menninger Clin; 71: 57–83.

Lépine JP, Pélissolo A (2000). Why take social anxiety disorder seriously? Depress Anx; 11: 87–92.

Linehan M (1993). Cognitive Behavioral Treatment of Borderline Personality Disorder. New York: Guilford (dt.: Dialektisch-Behaviorale Therapie der Borderline-Persönlichkeitsstörung. München: CIP-Medien 1996).

Luborsky L (1988). Einführung in die analytische Psychotherapie. Ein Lehrbuch. Berlin, Heidelberg, New York, London, Paris, Tokio: Springer.

Luborsky L, Woody GE, McLellan AT, O'Brien CT, Rosenzweig J (1982). Can independent judges recognize different psychotherapies? An experiment with manual-guided therapies. J Consult Clin Psychol; 30: 49–62.

Luborsky L, McLellan T, Woody GE, O'Brien CP, Auerbach A (1985). Therapist success and its determinants. Arch Gen Psychiatry; 42: 602–10.

Margraf J, Poldrack A (2000). Angstsyndrome in Ost- und Westdeutschland: Eine repräsentive Bevölkerungserhebung. Klin Pschol Psychother; 29: 157–69.

Marks IM (1987). Fear, Phobias, and Rituals. Panic, anxiety, and their disorders. New York: Oxford University Press.

Menninger WW (1994). Psychotherapy and integrated treatment of social phobia and comorbid conditions. Bull Menninger Clin; 58: A84–A90.

Milrod B, Busch F (1998). Combining psychodynamic psychotherapy with medication in the treatment of panic disorder: Exploring the dynamic meaning of medication. Psychoanal Inq; 18: 702–15.

Milrod B, Busch F, Cooper A, Shapiro T (1997). Manual of Panic-Focused Psychodynamic Psychotherapy. Washington, DC: American Psychiatric Press.

Milrod B, Busch F, Leon AC, Shapiro T, Aronson A, Roiphe J, Rudden M et al. (2000). Open trial of psychodynamic psychotherapy for panic disorder: A pilot study. Am J Psychiatry; 157: 1878–80.

Milrod B, Leon AC, Busch F, Rudden M, Schwalberg M, Clarkin J, Aronson A et al. (2007). A randomized controlled clinical trial for psychoanalytic psychotherapy for panic disorder. Am J Psychiatry; 164: 265–72.

Mohr DC (1995). Negative outcome in psychotherapy: A critical review. Am Psychol Assoc; 12: 1–27.

Neckel G (1998). Zitiert nach Resch F.

Piper WE, McCallum M, Joyce AS, Azim HF (1998). Interpretive and supportive forms of psychotherapy and patient variables. J Consult Clin Psychol; 66: 558–67.

Piper WE, McCallum M, Joyce AS, Rosie JS, Ogrodniczuk JS (2001). Patient personality and time-limited group psychotherapy for complicated grief. Int J Group Psychother; 51: 525–52.

Reddemann L (2007). Psychodynamisch Imaginative Traumatherapie. PITT – Das Manual. 4. Aufl. Stuttgart: Klett-Cotta.

Resch F (1998). Stigma, Minderwertigkeitsgefühl und soziale Ängste bei Kindern und Jugendlichen. In: Katschnig H, Demal U, Windhaber J (Hrsg). Wenn Schüchternheit zur Krankheit wird ... Über Formen, Entstehung und Behandlung der Sozialphobie. Wien: Facultas; 81–9.

Rudolf G (2006). Strukturbezogene Psychotherapie. Leitfaden zur psychodynamischen Therapie struktureller Störungen. 2. Aufl. Stuttgart, New York: Schattauer.

Sachs JS (1983). Negative factors in brief pschotherapy: An empirical assessment. J Consult Clin Psychol; 51: 557–64.

Sachsse U (2004). Traumazentrierte Psychotherapie. Stuttgart, New York: Schattauer.

Sandler J, Dare C, Holder A (1992). The Patient and the Analyst. London: Karnac.

Schulte D (1995). Standardisierung des Individuellen, Individualisierung des Standardisierten: Versuch einer Klärung aus Anlaß eines Artikels von Caspar und Grawe. Verhaltenstherapie; 5: 42–6.

Schulte D, Künzel RP, Pepping G, Schulte-Bahrenberg T (1992). Tailormade versus standardized therapy of phobic patients. Adv Behav Res Ther; 14: 67–92.

Seidler GH (1995). Der Blick des Anderen. Eine Analyse der Scham. 2. Aufl. Stuttgart: Klett-Cotta 2001.

Seidler GH (2004). Vortrag auf dem Symposium „Potentiale der Psychodynamik". Heidelberg, 18./19.06.2004.

Shear MK, Cooper AM, Klerman GL, Busch F, Shapiro T (1993). A psychodynamic model of panic disorder. Am J Psychiatry; 150: 859–66.

Shear MK, Pilkonis PA, Cloître M, Leon AC (1994). Cognitive behavioral treatment compared with nonprescriptive treatment of panic disorder. Arch Gen Psychiatry; 51: 395–401.

Spitzer RL, Gibbon L, Skodol AE et al. (Hrsg) (1984). Diagnostisches und statistisches Manual psychischer Störungen der American Psychiatry Association (DSM-III 1980). 3. Aufl. Weinheim, Basel: Beltz.

Sterba R (1934). The fate of the ego in analytic therapy. Int J Psychoanal; 15: 117–26.

Thomä H (2002). Sitzt die Angst in den Mandelkernen? In: Roth G, Opolka U (Hrsg). Angst, Furcht und ihre Bewältigung. Oldenburg: BIS-Verlag; 89–125.

Thomä H, Kächele H (1986). Lehrbuch der psychoanalytischen Therapie. Korr. Nachdruck der 1. Aufl. Berlin, Heidelberg, New York, London, Paris, Tokio: Springer.

Trower P, Gilbert P (1989). New theoretical conceptions of social anxiety and social phobia. Clin Psychol Rev; 9: 19–35.

Waelder R (1963). Die Grundlagen der Psychoanalyse. Bern, Stuttgart: Huber/Klett.

Wiborg IM, Dahl AA (1996). Does brief dynamic psychotherapy reduce the relapse rate of panic disorder? Arch Gen Psychiatry; 53: 689–94.

Zerbe KJ (1994). Uncharted waters – psychodynamic considerations in the diagnosis and treatment of social phobia. Bull Menninger Clin; 58: A3–A20.

Sachverzeichnis